DIE PILZ-INVASION

**Gefährliche Hefepilze
greifen unser Immunsystem
und unsere Gesundheit an**

von Dr. rer. nat.
DIRK KUHLMANN

**viele therapieresistente
chronische Erkrankungen
können durch pathogene Hefepilze
verursacht werden**

Heilung durch ganzheitliche Therapie

VERLAG BIO-MEDOC

CIP-Kurztitelaufnahme der Deutschen Bibliothek

Kuhlmann, Dirk:
Die Pilz-Invasion - Gefährliche Hefepilze greifen unser Immunsystem und unsere Gesundheit an / von Dirk Kuhlmann. -
1. Aufl. - Lürschau: Bio-Medoc, 1991
2. Aufl. - Lürschau: Bio-Medoc, 1993
ISBN 3-928486-01-2

Anschrift des Autors:
Dr.rer.nat. Dirk Kuhlmann
- Praxis für Naturheilkunde -
Stadtweg 2 - 24837 Schleswig

Wichtiger Hinweis: Medizin als Wissenschaft ist ständig im Fluß. Forschung und klinische Erfahrung erweitern unsere Erkenntnisse, insbesondere was Behandlung und medikamentöse Therapie anbelangt. Soweit in diesem Werk eine Dosierung oder eine Applikation erwähnt wird, darf der Leser zwar darauf vertrauen, daß Autor, Herausgeber und Verlag größte Mühe darauf verwandt haben, daß diese Angabe genau dem Wissensstand bei Fertigstellung des Werkes entspricht. Dennoch ist jeder Benützer aufgefordert, die Beipackzettel der verwendeten Präparate genau zu prüfen, ob die dort gegebenen Empfehlungen über Dosierung oder die Beachtung von Kontraindikationen von den Angaben dieses Werkes abweichen. Gegebenenfalls ist der Arzt zu befragen. Für Benutzer außerhalb der Bundesrepublik Deutschland gelten die Vorschriften der zuständigen Behörden. Geschützte Warennamen (Warenzeichen) werden nicht besonders kenntlich gemacht. Aus dem Fehlen eines solchen Hinweises kann also nicht ausgeschlossen werden, daß es sich um einen freien Warennamen handelt.

Copyright © 1991 by Bio-Medoc-Verlag, Am See 12, 24850 Lürschau
Printed in Germany 1993
Umschlaggestaltung: Susanne Pertiet
Satz und Druck: Schleswiger Druck- und Verlagshaus GmbH,
24837 Schleswig

ISBN 3-928486-01-2

INHALTSVERZEICHNIS

VORWORT

Chronische Erkrankungen entstehen in der Regel nicht aus einer Ursache allein, sondern sie entwickeln sich aus einer Verknüpfung mehrerer Ursachen. Es hat in verschiedenen Jahrhunderten immer wieder Faktoren gegeben, die einen katalytischen Effekt auf die Entwicklung bestimmter Erkrankungen ausübten. Ein Phänomen unserer Zeit ist die rasante Ausbreitung von Pilzinfektionen in einem bisher ungeahnten Ausmaß. Nahezu die Hälfte der Bevölkerung gilt heute als pilzinfiziert.

Verantwortlich für diese erschreckende Entwicklung sind zum größten Teil zwei zeitgleiche Geschehen der letzten 50 Jahre, und zwar die Fehl- und Überernährung der Menschen in westlichen Industrieländern und die Entdeckung und Verbreitung antibakterieller und anderer immunschwächender Medikamente (Antibiotika, Kortikoide, Immunsuppressiva, Hormone u.a.), die in der heutigen Medizin sicherlich unverzichtbar, aber leider auch nicht ohne Schattenseiten sind. Die Kombination von Fehlernährung und leichtfertiger Einnahme dieser Medikamente hat eine Problematik zur Folge, die Dr. D. Kuhlmann treffend als Syndrom der pilzassoziierten Krankheiten (PAK-Syndrom) bezeichnet, das alle Krankheiten einschließt, die durch pathogene, d. h. krankmachende Pilze hervorgerufen werden.

Schädliche Hefepilze, die als besonders anpassungsfähig gelten, haben aus der beschriebenen Situation unserer Zeit einen besonders großen Nutzen gezogen. Wie wir heute wissen, sind sie in der Lage, das vorderste Abwehrsystem des Menschen, die Schleimhautbarriere, zu durchbrechen, das Immunsystem gezielt zu schwächen und den ganzen Körper mit Pilzgiften (Mykotoxinen) zu überfluten.

Die Folgen sind verschiedenartige, meist chronische Krankheitsbilder, wie z.B. Magen-Darm-Beschwerden aller Art, Allergien (z.B. als Asthma oder in Form von Ekzemen), Neurodermitis und div. Ekzeme, chronische Blasen-, Vaginal- Nasenneben- und Stirnhöhlenentzündungen, Menstruationsbeschwerden, Impo-

9

tenz, allgemeine Abwehrschwäche, Abgeschlagenheit, Lustlosigkeit, Konzentrationsschwäche, Kopfschmerz bis Migräne, Depressionen und viele Symptomatiken mehr.

Bei immungeschwächten Personen dringen die schädlichen Pilze im schlimmsten Fall über die Lymph- und Blutbahn in Organe ein, wie z.B. in Leber, Niere, Herz, Milz und Gehirn. Dieser Prozeß verläuft häufig im Verborgenen und wird dann nicht selten zu spät entdeckt.

Dieses hochaktuelle Zeit- und Gesundheitsproblem wird im vorliegenden Buch, in einer auch für den interessierten Laien gut verständlichen Art, einer breiten Öffentlichkeit nahegebracht.

Königstein, im Frühjahr 1991   *Dr. med. G. Ohlenschläger*

VORWORT DES AUTORS

Dieses Buch ist das Produkt meiner jahrelangen Auseinandersetzung mit chronischen und häufig als therapieresistent eingestuften Erkrankungen. Wenn man täglich mit den Beschwerden, die diese Erkrankungen verursachen, konfrontiert wird, weil sie den Patienten häufig in verzweifelte Situationen bringen, dann weiß man, daß ihre Hoffnung nicht auf irgend einem neuen chemischen Mittel oder einer technischen Verfeinerung, sondern in einem umfassenden Verständnis des Krankheitsgeschehens und einem ganzheitlichen Therapiekonzept liegt.

Ich hoffe die Bedeutung und Hintergründe pilzbedingter Erkrankungen in Aufbau und Inhalt des Buches so darzustellen, daß es sowohl dem Fachmann als auch dem interessierten Laien eine optimale Bereicherung bietet.

Mein herzlicher Dank gilt all denen, die mir durch Anregungen und kritische Durchsicht des Manuskriptes geholfen haben.

Schleswig, im Juni 1991   *Dirk Kuhlmann*

1. EINLEITUNG

Die Medizin des 20. Jahrhunderts hat großartige Entwicklungen und Erneuerungen mit sich gebracht. Sie dienen zweifellos dem Wohl der ganzen Menschheit. Statistisch betrachtet werden die Menschen unserer Zeit immer älter, in zunehmendem Maße jedoch auch krankheitsanfälliger. Dies trifft immer mehr gerade für junge Menschen zu. Inzwischen zeigt jedes zweite Kind allergische Bereitschaft, und man schätzt, daß bereits zur Jahrhundertwende jedes zweite Kind in irgend einer Form allergisch sein wird.

Eine schnellstmögliche Beschwerdefreiheit zählt heute zu den am weitesten verbreiteten Erwartungen der Patienten. Das medizinische Vorgehen vieler Ärzte beschränkt sich daher auf eine reine Symptombekämpfung. Die scheinbare Genesung spielt sich indessen an der Oberfläche ab. In den letzten Jahrzehnten haben sich daher heimtückische, krankheitsfördernde Entwicklungen ergeben. Es spricht vieles dafür, daß wir uns in einem Zeitalter der Immunschwächen befinden, wobei Krankheitsbilder wie AIDS oder Krebs nur als Spitze des Eisbergs zu verstehen sind.

Ein elementares Gesundheitsproblem dieser Zeit ist die ständige Zunahme pilzbedingter oder mit Pilzen einhergehender Erkrankungen. Experten schätzen, daß sich inzwischen mindestens jeder vierte, vielleicht sogar schon jeder zweite Bundesbürger angesteckt hat. Das heißt, daß ca. 30-40 Millionen Deutsche bereits heute an Pilzerkrankungen leiden! Allein in den Jahren zwischen 1968 bis 1976 soll sich die Zahl der Hefepilzerkrankten nach einer Statistik der Hautklinik der Universität Düsseldorf verzwanzigfacht haben (LEHNERT, 1986)! Dabei ist die auffällige Übereinstimmung mit der dramatischen Zunahme an Allergikern kein Zufall. Wie aus der späteren Darstellung des Schleimhaut-Immunsystems in Kap. 5.3 hervorgeht, besteht in

11

der Tat zwischen der Zunahme an Pilzinfektionen und der Zunahme an Allergikern ein enger Zusammenhang.

Es wird immer häufiger darauf hingewiesen, daß Pilzinfektionen u.a. auch auf die zunehmende Aggressivität medizinischer Untersuchungs- und Behandlungsmethoden zurückzuführen sind. Namhafte Mediziner und Wissenschaftler warnen seit langem davor. Die Zeitschrift "Ärztliche Praxis" (Nr. 16, 1987) berichtet nicht ohne Grund reißerisch: "Pilze werden zu Killern!"

Experten bedauern zu Recht das ungenügende "Pilzbewußtsein" zahlreicher Therapeuten. Fest steht, daß es sich bei Mykosen, also Pilzerkrankungen jeder Art, mittlerweile um eine Volksseuche, ja um eine Epidemie handelt. Sie können und dürfen heute nicht mehr bagatellisiert werden!

Vorwürfe werden laut, sicher nicht ganz unberechtigt, daß viele Therapeuten eine "autistische Denkweise" bei der Behandlung von chronischen, psychosomatischen und Krebskrankheiten an den Tag legen, d. h. absolute Reaktionslosigkeit gegenüber Erkenntnissen und neuen Entwicklungen zeigen, die nicht in das gewohnte Konzept passen.

Pilze werden zu Killern, das ist mittlerweile eine Tatsache! Sie können es aber nur dann werden, wenn wir sie ignorieren. Die BRD hat heute 7000 Tote pro Jahr durch Pilze zu verzeichnen (MÜLLER, 1987), bei denen in der Regel erst nach dem Ableben durch eine Leichenöffnung (Obduktion) die Todesursache durch Pilze nachgewiesen wird. Nach heutiger Schätzung erkranken rund 50.000 Bundesbürger jährlich an Organ-Pilzbefall (Ärztl. Praxis; 16, 1987). Die Dunkelziffer ist auch hier unübersehbar! Es ist fast ein Skandal, daß 70 % der Todesfälle durch Pilze zu Lebzeiten weder erkannt noch differentialdiagnostisch in Erwägung gezogen wurden (MÜLLER, 1986).

Es gibt nur eine Devise für Therapeut und Patient: Diagnose und Therapie von Pilzinfektionen müssen sehr ernst genommen werden.

Krankmachende (pathogene) Pilze können alle Körperregionen befallen. Ihnen voran ist der Hefepilz Candida albicans der aufdringlichste "Übeltäter". Haut, Magen-Darm-Trakt, Bronchialbereich, Genitalien und Harnwege sowie innere Organe, wie Herz, Leber, Nieren, Augen und Gehirn, können von Pilzen befallen werden. Es gibt daher keine typische Pilzkrankheit mit eigenem Namen, sondern viele Krankheiten, die mit einem Pilzbefall einhergehen.

Die Schulmedizin von heute, das muß leider immer noch offen und couragiert geäußert werden, ist häufig nichts anderes als eine klinische Meß-Medizin, die nur eine Diagnose finden kann, wenn etwas technisch meßbar ist. Einfühlungsvermögen und Intuition spielen häufig eine untergeordnete Rolle. Die unzähligen durch Pilze verursachten Symptome sind aber wegen ihrer vielfältigen Erscheinungsbilder und Heimtücke oft nicht auf den ersten Blick zu erkennen. Der Erkrankte selbst, aber auch sein Therapeut, durchschauen sie oft nicht auf Anhieb. Eine wahre Detektivarbeit muß häufig beginnen, um den Verursacher bzw. den lästigen Begleiter zahlreicher ungeklärter Leiden zu entlarven. Dazu gehören mehr Aufklärung, allgemeinverständliche Information, Wissen und Aufgeschlossenheit statt die "Flucht vor der Auseinandersetzung"!

Es steht fest, daß viele leidende Menschen trotz verschiedener undefinierbarer Beschwerden aus der Praxis oder Klinik mit dem wenig befriedigenden Trostpflaster:" Es tut uns leid, wir konnten nichts finden" oder: "Damit müssen sie leben...." entlassen werden. Am schlimmsten jedoch ist der versteckte Hinweis, der Patient bilde sich da wohl etwas ein und alles sei vielleicht doch nur "vegetativ" bis "leicht neurotisch". Die Mitmenschen stempeln den Kranken häufig als Hypochonder ab,

weil sie ihm seine scheinbar grundlose Ab- und Niedergeschla-
genheit nicht abnehmen wollen.

Der amerikanische Forscher C.O. TRUSS hat einem Buch über
das Pilzproblem in diesem Zusammenhang den sehr treffenden
Titel "The missing diagnosis", die fehlende Diagnose, gegeben.
Bei der Augenfälligkeit des Pilzproblems könnte man glauben,
daß der Wald allzuhäufig vor lauter Bäumen nicht gesehen
wird.

Wenn es sich um Pilze handelt, können dabei der Partner oder
die ganze Familie in Mitleidenschaft gezogen werden. Da Pilze
wandern (s. S. 48), können sie sich z.b. vom Fuß- oder Genitalbereich über Hand- und Mundkontakt im Magen-Darm-Trakt
verteilen und dort einnisten. Sie können über die Wäsche, über
Küsse, durch Geschlechtsverkehr und bei der Benutzung öf-
fentlicher Einrichtungen von einem Menschen auf den anderen
übertragen werden. Schwere chronische Krankheiten können
die Folge sein, wenn nicht auch diese krankmachenden Ursachen bzw. Verbreitungsmöglichkeiten beachtet, gründlich untersucht und ausgeschaltet werden.

Es hat sich bis heute noch nicht genügend herumgesprochen,
daß pathogene Pilze als Übeltäter oder Komplizen haftbar zu
machen sind für Neurodermitis, Psoriasis (Schuppenflechte),
Seborrhoe (Erkrankung der Kopf- und Gesichtshaut), div. Haut-
veränderungen, Allergien aller Art, Gelenkschmerzen, Zungenbrennen, div. Magen-Darm-Störungen (darunter auch Morbus
Crohn, Colitis ulcerosa), chronischen Ausfluß, Akne, Impotenz,
Konzentrationsschwäche, Mangel an Antriebskraft, Depressionen, unergründliche Fieberanfälle, psychische Störungen . . . um
nur einige Erkrankungen zu nennen (Lit. s. Kap 1.4).

Hier handelt es sich nicht um Spekulationen oder gar Panikma-
che. Viele internationale Veröffentlichungen beschäftigen sich
eingehend mit der steigenden ernsten Bedrohung der Menschen

durch pathogene Pilze, die sich, wie beschrieben, hinter den unterschiedlichsten Krankheitsbildern verstecken.

Hefepilze wie Candida albicans sind ohne Zweifel eine Zeitbombe. Die Gesamtproblematik wird von Prof. Rieth folgendermaßen mahnend geschildert: "Bei allen Schwerkranken, beispielsweise Leukämie-Patienten, Tumorkranken, bei Patienten, die eine Operation vor sich haben, in der Herzchirurgie, bei Nierentransplantationen, bei allen Fieberkranken, die antibakteriell antibiotisch behandelt werden, muß ein mykologischer Status (Laboruntersuchung auf pathogene Pilze) gemacht werden. Sonst handelt es sich um einen Kunstfehler, weil Pilze die therapeutischen Erfolge gegen das Grundleiden zunichte machen. Diese Pilze sind nämlich nicht nur pathogen, sie sind thanatogen (todbringend)" (in Haut und Licht; Sonderdruck der Ärztezeitung). Aus heutiger Sicht müssen erheblich mehr Krankheitsbilder unter diesem Aspekt betrachtet werden, insbesondere die Volkskrankheiten, die unter Allergie oder Psychosomatik eingeordnet werden, wie Neurodermitis, Asthma, chronische Darmentzündungen (Colitis ulcerosa und Morbus Crohn), Menstruatiuonsstörungen, Migräne und viele andere.

Ist man dem Täter auf der Spur, stehen aussichtsreiche Möglichkeiten der Bekämpfung, der Ausrottung und der Heilung zur Verfügung. In diesem Buch wird besonders auf die Bedeutung der ganzheitlichen biologischen Betrachtung und Behandlung des inneren Pilzbefalls eingegangen. Die Entlarvung pilzbedingter Krankheiten und die konsequente biologische Behandlung hat vielen Leidenden zu neuer Gesundheit und neuer Lebensqualität verholfen. Durch Einsicht und Veränderung seines Lebensstils und seiner Gewohnheiten hat der Patient, richtig angeleitet, die Heilung seines Leidens zu einem großen Teil selbst in der Hand. Vor allem muß er den Mut haben, auf Klärung der Pilzfrage zu drängen!

Dieses Buch soll Ihnen in allgemeinverständlicher Form das nötige Wissen vermitteln. Zu einem vernünftigen Dialog zwischen dem Patienten und dem Therapeuten gehören z w e i aufgeklärte und gut informierte Gesprächspartner!

1.1 DER PILZTEUFELSKREIS

Mit Pilzen einhergehende Krankheiten, fachlich im folgenden pilzassoziierte Krankheiten genannt, abgekürzt das P A K - Syndrom, sind Erkrankungen, die von pathogenen Pilzen ausgelöst oder von ihnen unterhalten werden. Sie entstehen hauptsächlich aus Abwehrschwächesituationen sowie aus Grunderkrankungen, wie z.B. Virusinfektionen (gripp. Infekte, Herpes, Bronchitis u.s.w.), diversen chronischen Immunerkrankungen oder der Zuckerkrankheit (s. Tab. 2, S. 64).

Hefepilze benötigen, um zu leben und sich zu vermehren, eine organische Kohlenstoffquelle. Einfacher ausgedrückt, sie brauchen Zucker. Einfachzucker wie Traubenzucker und Fruchtzucker können sie am leichtesten verwerten. Aber auch der übliche einfache Haushalts-"Kristall"-Zucker ist ein idealer Nährstoff für Hefepilze. Der Zuckerkonsum ist in den letzten 30 Jahren um das 70fache gestiegen! Je mehr Zucker die tägliche Nahrung enthält, desto massiver vermehren sich die Mund- und Darmpilze, beispielsweise, wenn die Nahrung reich an isolierten Kohlenhydraten ist, z.B. Traubenzucker, Fruchtzucker, "weißem" Haushaltszucker, "braunem" Zucker, Malzzucker, Honig, Ahornsirup, Säften, Süßigkeiten aller Art, Schokolade, Keksen, Pralinen, Marmelade, Gelees, Eis usw..

Neben dem übermäßigen Zuckerkonsum der heutigen Zeit darf eine weitere elementare Ursache für die allgemeine Zunahme von Abwehrschwächen nicht unerwähnt bleiben. Es ist die verbreitete Unterversorgung vieler Menschen mit bestimmen Vitaminen, Mineralien und Spurenelementen. Vielen Laien und Experten fällt es immer noch schwer zu akzeptieren, daß es trotz des Wohlstandes und verbreiteter Überernährung im zunehmenden Maße Menschen mit spezifischen Nährstoffmängeln gibt. Mangelversorgung mit lebenswichtigen Bausteinen des Lebens, wie den Vitaminen A, E oder C oder Spurenelementen, wie Selen, Germanium oder Molybdän, um nur einige wenige zu nennen, ist keine Seltenheit. Ist der Mensch mit einem oder mehreren dieser Lebensbausteine unterversorgt, ist sein Immunsystem automatisch in Mitleidenschaft gezogen. Die in Deutschland noch relativ junge Wissenschaft der Orthomolekularen Medizin findet immer mehr Aufmerksamkeit und die ihr gebührende Bedeutung in der gesamten Medizin.

Orthomolekular bedeutet, daß für die optimale Gesundheit die richtigen Moleküle in der richtigen Menge benötigt werden. Mit diesen Molekülen sind Vitamine, Mineralstoffe, Spurenelemente, Aminosäuren und Fettsäuren gemeint. Stoffe, die für alle komplizierten Stoffwechselvorgänge in unserem Körper unverzichtbar sind (PAULING, 1986).

Ein Überblick über die orthomolekulare Medizin wird in Kap 7.10 gegeben. Zum Einstieg in diese Thematik ein kurzes Beispiel:
Das Spurenelement Selen ist unter anderem ein Baustein eines der wichtigsten Schutzenzyme unseres Abwehrsystems, der Gluthation-Peroxidase. Sie spielt auch bei der Krebsabwehr eine wichtige Rolle. Ist nicht genügend Selen in der täglichen Nahrung enthalten, verringert sich zwangsläufig die gesamte Abwehrkraft. In bestimmten Regionen der Erde sind die Böden bekanntermaßen sehr selenarm, so daß die landwirtschaftlichen Produkte, die auf diesen Flächen erzeugt werden, zu wenig Selen enthalten. Das Gebiet der Bundesrepublik Deutschland zählt auch zu diesen Regionen ! Deshalb empfehlen auch seit geraumer Zeit namhafte Wissenschaftler wie Prof. G. SCHRAUZER aus San Diego, Selen der täglichen Nahrung zuzufügen.

Interessenten für die orthomolekulare Medizin wird als Einstiegsliteratur das Buch "Orthomolekulare Medizin" - Grundlagen der Nährstofftherapie -, von SCHÜNKE/KUHLMANN/LAU aus dem BIO-MEDOC-Verlag empfohlen.

Pilze nutzen ihre Chance besonders dann, wenn das Immunsystem durch mehr oder weniger selbstgemachte Faktoren, z.b. Fehlernährung durch hohen Zuckerkonsum, durch Medikamente, wie Antibiotika, Abführmittel, die Anti-Baby-Pille oder Kortikoide, geschwächt ist.

Da die Hefepilze besonders bei günstigem Nährboden selbst Gifte (Mykotoxine) herstellen, schwächen sie von sich aus zusätzlich das menschliche Immunsystem. Die ersten Immunde-

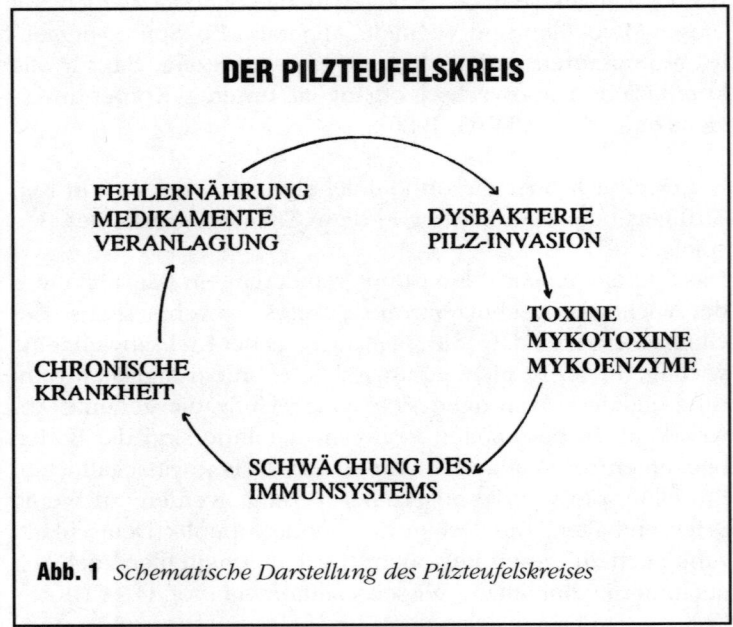

Abb. 1 *Schematische Darstellung des Pilzteufelskreises*

fekte entstehen im Abwehrsystem der Schleimhäute des Magen-Darm-Traktes, wie in Kap. 5 und 6 ausführlich erläutert, wird. Daraus kann sich ein gefährlicher Teufelskreis entwickeln. Wenn solche verschiedenen ungünstigen Faktoren (Prädispositionen) zusammenkommen oder zusammen auftreten, wird der Betroffene unweigerlich abwehr- bzw. pilzkrank (Abb. 1).

Durch die geschilderten Ausgangsfaktoren kommt es unweigerlich zu einer Schädigung der gesunden Darmflora mit der Folge einer unkontrollierten Pilzvermehrung vom Mund bis zum After. Die Darmflora ist eine komplizierte Lebensgemeinschaft (Biozönose), die als Bakteriendschungel auf den Wänden des "Ökosystems Darm" lebt. Die Zahl der Darmbakterien im menschlichen Darm ist ca. 10mal größer als der menschliche Körper selbst an Zellen enthält. Ihr Lebensraum hat eine Fläche von ca. 200 Quadratmetern!

Eine gesunde Darmflora schützt die Schleimhaut vor pathogenen Neulingen. Wird aber durch die genannten Faktoren eine Bresche in diesen Schutzwall geschlagen, so muß man damit rechnen, daß bakterielle Erreger und vor allem gefährliche Hefepilze diese frei gewordene ökologische Nische besiedeln. Hier werden nun unter optimalen Brutbedingungen Gase, Pilzgifte und Pilzenzyme gebildet (z.b: Fuselalkohole, Gliotoxin, saure Phosphatase, Phospholipase A1 etc.), die das Immunsystem der Schleimhäute und der Leber und damit letztendlich die gesamte Infektabwehr des Menschen schwächen.

Der Schaden muß sich dann nicht nur am Ort des Geschehens zeigen, sondern kann auch an anderen Schleimhautarealen zu Tage treten, denn alle Schleimhäute des Körpers sind über die Lymph- und Blutbahn miteinander systemisch verknüpft (näheres in Kap. 6). Tritt also irgendwo ein gravierender Abwehrschaden (meist im Darm) ein, kann es an diversen Orten, z.B. in den Bronchien, in der Blase, in der Vagina, in Gelenken oder in den Nasenneben- und Stirnhöhlen zu Folgesymptomem kommen.

Durch eine Verringerung der Bakterienvielfalt und durch die Wirkung der Pilzgifte und -enzyme werden wichtige Prozesse des Schleimhautimmunsystems geschädigt. Das Resultat ist die Dezimierung und Qualitätsminderung bestimmter Immunglobuline (IgA), die zu den wichtigsten Bestandteilen der ersten Front unseres Abwehrsystems gehören.

Aus dieser pilztoxin- und enzymbedingten Abwehrschädigung entwickeln sich nun, je nach Veranlagung oder Vorschädigung (prädisponierende Faktoren), verschiedenartige Krankheitsbilder. Diese werden häufig sowohl mit Medikamenten, die das Pilzwachstum indirekt fördern, wie Antibiotika und Kortikoide, als auch mit einer Kohlenhydratdiät (z.B. Zwieback bei Fieber) behandelt. Auf diese Weise kann sich ein verhängnisvoller Pilzteufelskreis schließen (Abb.1).

Ein Fallbeispiel aus der täglichen Praxis soll die geschilderten Zusammenhänge verdeutlichen; Patientin Birgit F., 36 Jahre alt, berichtete:

"Eigentlich hat mich mein Mann zu Ihnen geschickt, denn er meint, daß es so nicht weiter gehen kann. Ich fühle mich zunehmend elender, ich muß mich zu allem aufraffen, meine Haut sieht schon richtig alt aus, ich kann mich überhaupt nicht mehr leiden.

Zu Hause gibt es immer häufiger Auseinandersetzungen mit den Kindern und meinem Mann. Häufig kann ich mich nur noch hinlegen und heulen. Ich bin in keiner Weise mehr belastbar.

Nach meinem zweiten Kind, 1976, begann es eigentlich. Ich hatte einiges an Gewicht zugenommen und bekam Probleme mit dem Darm, vor allem Blähungen, und zeitweise juckende Hautstellen. Die Ekzeme gingen mit einer Kortisonsalbe immer wieder schnell weg. Als ich einmal sehr starke Kopfschmerzen bekam, wurde eine Stirnhöhlenentzündung festgestellt, und mein Arzt verschrieb mir Antibiotika. Danach war eine Zeitlang Ruhe.

Ich versuchte einige Diäten, weil ich nicht so richtig von meinem Gewicht herunter kam. Aber jedes Mal fühlte ich mich danach schlapper und ausgelaugter. Das hat sich bis heute hingezogen. Immer häufiger habe ich Kopfschmerzen, mein Bauch ist richtig aufgequollen, und ich nehme immer häufiger dieses oder jenes Abführmittel, damit ich gut auf die Toilette gehen kann. Die Haut ist richtig trocken und weich, wie bei einer alten Frau.

Mehrmals jährlich bekam ich grippale Infekte, da brauchte mich nur jemand anzuhusten. Ich mußte immer häufiger den Arzt aufsuchen und bekam immer wieder neue Medikamente gegen die jeweiligen Beschwerden. Auch meinen Frauenarzt mußte ich drei- bis viermal im Jahr wegen meines Ausflusses aufsuchen. Mit Vaginalzäpfchen war immer für eine Zeitlang Ruhe.

Da die Medikamente gegen Blähungen, die verschiedenen Kopfschmerztabletten, Allergietabletten (Antihistaminika) und auch andere Medikamente immer weniger helfen, möchte ich jetzt einem anderen Weg versuchen."

Ergänzend muß gesagt werden, daß Frau Birgit F. viele Süßigkeiten aß und sie 6 Jahre die Pille genommen, sich bis zum zweiten Kind aber kerngesund gefühlt hatte. Die gründliche Untersuchung ergab Mängel im Mineral- und Vitaminstoffwechsel und einen starken Hefepilzbefall des Magen-Darm-Traktes. Es war schon fast ein Wunder, daß sie nicht noch ernster erkrankt war.

Zuerst wurde die Ernährungsweise radikal umgestellt: Ein herzhaftes, in Ruhe eingenommenes Frühstück, mittags viel Gemüse und Salate, am Abend nur Pellkartoffeln mit Quark oder Knäkkebrot, keine Süßigkeiten. Entgegen ihrer Gewohnheit mußte sie nun zusätzlich mindestens 1.5 Liter stilles Mineralwasser pro Tag trinken. Die Schleimhautpilze wurden mit einer Nystatin-Suspension (z.b. Mykundex Suspension; Jossa-Arznei) und mit einer speziellen Rezeptur ("Nystatur"), die aus einem Antimykotikum (Nystatin) und abwehrstärkenden Mitteln (Echinacea, Tuja u. a.) zusammengesetzt ist, bekämpft (näheres in Kap. 7). Die defekte Darmflora wurde mit physiologischen Bakterien wieder gezielt aufgebaut (z.b. BioCult Syxyl). Dazu nahm Frau F. hochdosiert Vitamin C und Magnesium ein. Für die Schleimhäute wurde ein orthomolekulares Präparat (Orthoflor A und B, Orthim) verordnet, dessen Zusammensetzung speziell auf den Schleimhautaufbau und die Regeneration der Schleimhäute ausgerichtet ist.

Die Behandlung von Frau B. F. dauerte ca. anderthalb Monate. Nach drei Monaten berichtete sie:

"Am Anfang war es nicht leicht, sich umzustellen. Aber nach einer Woche war es doch geschafft. Meine diversen Beschwerden spielten in den ersten Wochen etwas verrückt, einige Tage fühlte ich mich fast noch schlechter als vorher. Nachdem ich aber erklärt bekam, daß es bei ganzheitlichen biologischen Therapien den sogenannten Effekt der Erstverschlimmerung gibt, der einem zeigt, wie verdrängte Körpervorgänge aufbrechen und wie die Entgiftung aktiviert wird, konnte ich diese kurze Phase gut überstehen.

Danach ging es ganz schnell bergauf. Mein Mann war von da an richtig begeistert, viele fast vergessenen Dinge wurden wieder lebendig. Wir gingen wieder gerne aus und hatten auch im Bett wieder richtig Spaß. Mein Bauch ist während der Anti-Pilz-Behandlung und der Ernährungsumstellung regelrecht eingefallen, ich habe inzwischen 8 kg abgenommen und meine Haut ist wieder wie vor 10 Jahren. Alles im allem fühle ich mich vollkommen gesund.

Die ganze Familie ist inzwischen im positiven Sinne angesteckt, was die Ernährung, das Trinken und vor allem die Süßigkeiten anbelangt. Irgenwie fühlen wir uns jetzt alle frischer, munterer und tatenfreudiger."

Inzwischen sind ca. zwei Jahre vergangen, und Frau Birgit. F. fühlt sich nach wie vor bestens. Das einzige, was sie regelmäßig ihrer Ernährung zufügt, sind 1-2 Gramm Vitamin C und 1 Tablette Selenhefe pro Tag.

1.2 IST IHR PROBLEM EIN PILZPROBLEM ?
EIN SCHNELLTEST

Wenn Sie den Verdacht hegen, daß Ihre Gesundheitsprobleme eventuell pilzbedingt sein könnten, machen Sie folgenden Kurztest.

Beantworten Sie in aller Ruhe folgende Fragen, denken Sie dabei auch einige Jahre zurück:

ja   nein

1. Haben Sie wiederholt oder ständig
   Antibiotika, Kortison oder die
   Anti-Baby-Pille eingenommen?   ❑   ❑

2. Fühlen sie sich häufig übermüdet,
   abgeschlagen oder depressiv ohne
   erkennbaren Grund?   ❑   ❑

3. Quälen Sie häufig Blähungen und/oder
   Stuhlunregelmäßigkeiten? Brauchen
   Sie viel Toilettenpapier? Ist Ihr
   Bauch häufig aufgequollen?   ❑   ❑

4. Essen Sie gerne "fast food", Kuchen
   oder Süßigkeiten? Trinken Sie häufig
   Fruchtsäfte oder Alkohol?   ❑   ❑

5. Haben Sie vermehrt Hautprobleme
   (Akne, Schuppenflechte, Neurodermitis,
   Fußpilz, allg. Juckreiz)?   ❑   ❑

6. Haben Sie unregelmäßig Muskel- oder
   Gelenkschmerzen, besonders der
   kleinen Gelenke?   ❑   ❑

7. Er: Haben Sie wiederholt Prostata-
   beschwerden oder sexuelle Unlust?
   Sie: Haben Sie wiederholt Ausfluß,
   Beschwerden vor der Regel oder
   sexuelle Unlust? ☐ ☐

8. Haben Sie häufig Infekte oder
   Entzündungen (Nebenhölen, Mittelohr,
   Tonsillen, Zahnfleisch, Blase,
   Vagina, Gelenke....)? ☐ ☐

Haben Sie 2 - 3 Fragen mit JA beantwortet, so kann Ihr Gesund-
heitszustand durch krankmachende Hefepilze beeinträchtigt
sein.

Haben Sie 4 oder mehr Fragen mit JA beantwortet, so ist Ihr
Gesundheitsproblem mit großer Wahrscheinlichkeit ein Pilzproblem!

Eine mykologische Untersuchung ist dringend anzuraten!

Copyright Bio-Medoc 1989

1.3 DIE ZIELSETZUNG DES BUCHES

Dieses Buch soll beide "Interessen-Gruppen", sowohl Therapeuten als auch Pilzerkrankte, mit dem Ziel ansprechen, auf diese Problematik aufmerksam zu machen und das Wissen über die pilzbedingten Gesundheits- und Lebensgefahren zu erweitern und verständlich zu machen. Immer mehr Menschen wollen heute mitdenken und mitreden, wenn es um ihre Gesundheit geht. Neben dem allgemeinen Wissensdurst der Patienten steht das Bedürfnis, mit dem Behandler über ihre Beschwerden reden zu können. Was auf den ersten Blick verwirrend erscheint, wird bei näherer Betrachtung recht einfach und logisch. Das Schwergewicht dieses Buches liegt auf der allgemeinverständlichen Erläuterung des Problems. Es soll dem Betroffenen helfen, sein eigenes Krankheitsgeschehen zu verstehen und als Basis für ein nutzbringendes Gespräch zwischen Therapeut und Patient dienen, womit die Voraussetzungen für eine erfolgreiche Heilbehandlung geschaffen werden.

Gerade bei inneren Pilzerkrankungen muß der Patient selbst sein Schicksal in die Hand nehmen, Eigeninitiative zeigen und an seiner Genesung kräftig mitarbeiten. Dies kann nur funktionieren, wenn das Krankheitsproblem als Ganzes verstanden wird.

Da das Buch zwei Lesergruppen zugleich ansprechen möchte, sollte jeder Interessierte dafür Verständnis haben, daß die Lektüre für den einen vielleicht zu leicht-, für den anderen aber schwerverständlich ist.

Für den medizinischen Fachmann sei darauf hingewiesen, daß die Anzahl der Quellenangaben möglichst gering gehalten ist, um die Allgemeinverständlichkeit zu betonen. So werden häufig nur 1 - 2 Autoren bzw. Arbeiten an den entsprechenden Textstellen zitiert, obwohl in der Regel viele relevante Literaturquellen vorliegen. Der Anspruch auf ein wissenschaftliches Fachbuch wird nicht erhoben. An mykologischer Fachliteratur herrscht in Deutschland, einer Hochburg der medizinischen Mykologie, sicher kein Mangel.

Die Lektüre des Buches kann zugegebenermaßen den Eindruck erwecken, der Autor hielte pathogene Pilze für das Übel schlechthin. Der Begriff "Pilzhysterie" ist durchaus schon häufiger, besonders in den USA, gefallen. Ohne Zweifel ist aber eine gewisse Einseitigkeit bei einer allgemeinverständlichen und relativ kompakten Darstellung eines großen Gesundheitsproblems so gut wie unumgänglich.

Wird die Problematik als Pilzhysterie abgeurteilt, in Richtung Unglaubwürdigkeit oder Überbewertung, so spricht dies eher für die noch grassierende Fachunkenntnis, für eine latente Angst vor dem Umdenken. Eine erschreckende therapeutische Ignoranz ist leider noch verbreitet zu beobachten. Neue Erkenntnisse, insbesondere wenn sie alte Lehrmeinungen und Behandlungsmethoden in Frage stellen oder schlicht und ergreifend überholen, setzen sich in der Medizin bekanntlich extrem langsam durch. Wenn einige Kritiker schon von einer Hysterie sprechen wollen, so wäre es wohl naheliegender, angesichts des Massenkonsums von Antibiotika von einer Bakterienhysterie zu sprechen.

Dieses Buch soll dem Therapeuten, dem auf Grund der täglichen Praxisbelastung i.d. Regel nur wenig Zeit bleibt, die ganzheitliche biologische Behandlungsstrategie von inneren Pilzerkrankungen und Begleittherapien nahebringen. Hierzu gehört besonders der Wiederaufbau eines defekten Immunsystems, z.B. durch modifizierte Eigenblutbehandlung (ASAN-Therapie) oder ausgewählte Nährstoffe oder Nährstoffkombinationen, die die Grundlage der orthomolekularen Medizin bilden. Weiterhin soll eine Hilfestellung sowohl für weiterführende Fachliteratur als auch für die spezielle Labordiagnostik gegeben werden.

1.4 DIE PILZASSOZIIERTEN KRANKHEITEN (DAS P A K - SYNDROM)

Ihre Gesundheitsprobleme sind mit besonders großer Wahrscheinlichkeit pilzbedingt, wenn Sie länger mit Antibiotika und/oder mit Hormonen wie Kortison oder der Anti-Baby-Pille behandelt wurden. Auch wenn die Ernährung zu einem großen Teil aus sog. "schnellen Kohlenhydraten" wie Weizenmehl und Zucker (Brötchen, Toast, Schokolade, Kuchen usw.) besteht, oder wenn Sie regelmäßig größere Mengen Alkohol konsumieren, sind Sie hochgradig pilzgefährdet.

Ausgangssituation einer Antibiotika-Anwendung kann z.b. eine Blasen-Harnleiter-, eine Nasen- und Stirnhöhlen-, eine Mittelohr-, eine Mandel- oder Bronchialentzündung gewesen sein. Kortison kam zum Einsatz z.b. auf Grund einer Allergie, auf Grund von Asthma, Neurodermitis oder anderen Ekzemen oder bei chronischen Darmentzündungen. Diese und andere Faktoren, die einen Pilzbefall stark fördern, sogenannte prädisponierende Faktoren, werden ausführlich in Kap. 4.1 geschildert.

So kann auch aus einer mehr oder weniger kurzen Erkrankung eine chronische Folgeerkrankung entstehen, die von krankmachenden Pilzen hervorgerufen und unterhalten wird. In der Medizin gibt es für derartige durch ärztliche Einwirkung hervorgerufene Krankheiten einen eigenen Terminus: iatrogene Krankheiten. Sie sind eine zwangsläufige Folge einer symptom- und organbezogenen Medizin, die die Nebenwirkungen chemischer Medikamente als unabdingbares Übel hinnimmt.

Äußerer Pilzbefall, Fuß-, Nagel-, Hautpilz, sind mit dem bloßen Auge meist gut zu erkennen und häufig auch zu spüren. Die riesige Zahl pilzassoziierter Krankheiten, die sich im Körperinneren abspielen, entziehen sich der direkten Erkennung. Hier haben wir es nicht mit einer typischen "inneren" Pilzerkrankung, die evtl. auch noch einen eigenen Namen hätte, zu tun, sondern viele äußerst verschiedene Krankheitsbilder gehen mit Pilzen einher.

Die Diagnose "Pilzinfektion" erfordert häufig viel Spürsinn, da die Beschwerden selbstverständlich auch als Symptome anderer Krankheiten in Frage kommen, d.h. Pilze können andere Krankheiten vortäuschen. Das Resultat kennen wir inzwischen: mindestens 7000 Todesfälle durch Organmykosen in der Bundesrepublik Deutschland pro Jahr (Müller 1987), die Dunkelziffer ist sicherlich viel größer.

Das Problem liegt für den Therapeuten, und natürlich auch für den Betroffenen, im rechtzeitigen Erkennen einer Pilz-Invasion, im Einbeziehen des möglichen PAK-Syndroms in die Diagnose. Dieser Problemkreis erscheint sowohl vielen Behandlern als auch Kranken zu kompliziert, zu komplex und auch zu unbequem. Viele Therapeuten wären dann gezwungen, überholtes Wissen über Bord zu werfen, viel Zeit zu investieren und sich neues Fachwissen anzueignen.

WANN MAN IMMER AN PILZE DENKEN SOLLTE

Bei folgenden Symptomen und Krankheitsbildern sollte, besonders bei einer entsprechenden Vorgeschichte (s. Kap. 4 " Welche Faktoren begünstigen Pilzinfektionen?"), immer auch an pathogene Pilze, insbesondere Candida albicans, gedacht werden (Lit: RIETH 1979, 1984, 1985, 1986; HAUSS 1986, 1987, 1988, 1989; MENZEL 1989; GEMEINHARDT 1976; CONSTANTINI 1988; CROOK 1986; u.a.m.):

Allgemeine vegetative Symptome:

Abgeschlagenheit, dauernde Müdigkeit
Schlafstörungen
Hitzegefühl
Schwindelerscheinungen
Leistungs- und Konzentrationsstörungen

Potenzschwäche
Depressionen
Migräne

Magen-Darm-Symptome:
Verstopfung und Durchfälle
häufige Gasansammlungen im Darm
Rhoemheld-Syndrom (Zwergfellhochstand durch
Blähungen, "Herzenge")
Sodbrennen, Zungenbrennen
kolikartige Beschwerden
Leberbeschwerden (erhöhte Leber-Werte)
chronische Darmentzündungen wie:
Colitis ulcerosa
Morbus Crohn

Allergien und Hauterkrankungen:
Neurodermitis
Psoriasis (Schuppenflechte)
Rosacea ("Rotfinnen", chron. Hauterkrankung)
seborrhoisches Ekzem
Urticaria (Juckreiz)

Asthma bronchiale
Nahrungsmittelallergien

Gelenkerkrankungen:
Gicht
Arthritis

Genital- und Hormonstörungen:
chron. Ausfluß (Fluor)
chron. Blasen- und Harnleiterentzündungen (Cystitis)
prämenstruelles Syndrom (Regelbeschwerden)
sexuelle Unlust

allgemeine Infektanfälligkeit (Abwehrschwäche)

Wenn eine oder mehrere der genannten Krankheitsbilder Sie quälen, und wenn trotz ärztlicher Behandlung die Beschwerden nicht verschwinden oder immer wiederkommen, dann müssen Sie dringend die Wahrscheinlichkeit eines begleitenden, ursächlichen oder provozierenden Pilzbefalls in Betracht ziehen. Als erster Schritt muß eine entsprechende Laboruntersuchung, entweder des Speichels, des Stuhls, des Urins, des Bronchialsekrets, des Genitalabstrichs oder der Haut, in die Wege geleitet werden. Alsdann sollten Sie sich, möglichst zusammen mit dem Therapeuten, über die Hintergründe Ihres Problems (z.B. Infektionswege, Ernährung, Hygiene) informieren und Ihre Lebensgewohnheiten, insbesondere Ihre Ernährung, entsprechend korrigieren. Hierfür finden Sie in Kap. 7 ausreichend Hilfestellungen.

1.5 DAS SPEZIELLE PILZPROBLEM DER FRAUEN

Gerade Gesundheitsprobleme von Frauen gehen vermehrt mit pilzbedingten Störungen einher. Zur Zeit leiden in den USA bereits 40 Millionen Frauen an Genital-Mykosen, in der Bundesrepublik ca. 10 Millionen. Die Beschwerden beginnen häufig schon bei jungen Mädchen, die unter Müdigkeit, Abgeschlagenheit und Abwehrschwäche leiden. Die typische junge Frau mit Pilzproblemen hat im allgemeinen eine Reihe von verschiedenen Fachärzten konsultiert (Gynäkologe, Internist, Urologe und Neurologe). Oft bleiben die Symptome und Unpässlichkeiten bestehen, und die Patientin ergibt sich dann häufig ihrem mißlichen Schicksal. Nicht selten stempelt ihre Umgebung, Familie, Freunde und Bekannte, sie als Hypochonder ab. Fragt sie weiter beim Arzt nach, folgt unter Umständen der Rat, zum Psychologen zu gehen. Der amerikanische Verfechter und Aufklärer des Pilzproblems W.G. CROOK gibt in seinem Bestseller

"The Yeast Connection" (1986) folgende Gründe für die gehäufte Pilzanfälligkeit von Frauen an:

1. Hormonveränderungen im normalen Menstruationszyklus fördern Pilzbesiedlung genauso wie Hormonveränderungen während des Heranwachsens.

2. Hormonunregelmäßigkeiten und Menstruationsstörungen werden häufig, sogar bei Teenagern, mit der Anti-Baby-Pille behandelt, die auch zu den am häufigsten verwendeten Kontrazeptiva gehört. Die "Pille" fördert Pilzansiedlung in der Scheide.

3. Gerade junge Mädchen sind auf ihr Aussehen bedacht. Sie neigen zu vermehrten Arztbesuchen und werden bei Akneproblemen häufig einer Langzeittherapie mit Tetrazyklinen oder anderen Antibiotika unterzogen.

4. Die Anatomie der weiblichen Genitalien fördert eine Candida-Besiedlung.

5. Auf Grund der Anatomie des Harnleiters und -ausgangs der Frau ist die Anfälligkeit für Infektionen wie Uretritis (Harnröhrenentzündung) und Cystitis (Blasenentzündung) häufiger als bei Männern (Abb.3). Bei diesen Infektionen werden besonders häufig Breitspektrum-Antibiotika, die Pilzwachstum massiv fördern, zur Behandlung eingesetzt.

6. Hormonveränderungen und andere Veränderungen im Rahmen einer Schwangerschaft fördern eine Pilzbesiedlung.

Wie wir heute wissen, sind das Immunsystem, das Nervensystem und das Hormonsystem eng miteinander verknüpft. Pathogener Pilzbefall greift krankmachend in diesen komplizierten "Apparat" ein. Die in Abb. 2 dargestellten Beschwerden sind nach CROOK Symptome einerseits für Störungen des Hormon-(endokrine), andererseits für Störungen des Nervensystems (neurologische).

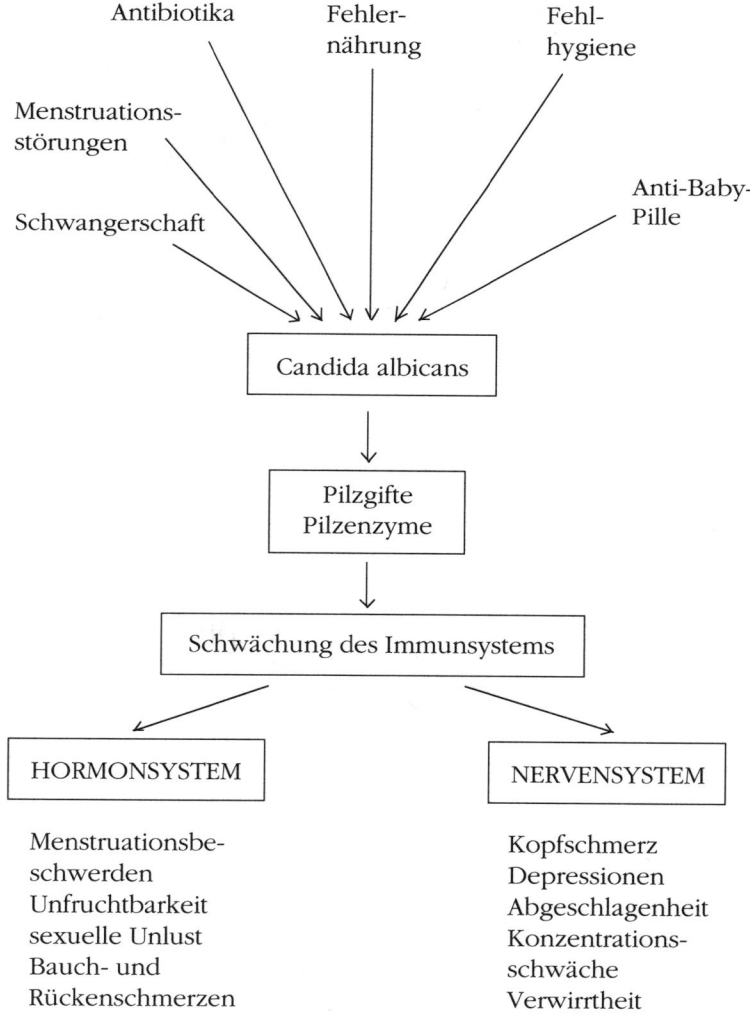

Abb. 2 *Darstellung der Entstehung von Hormon- oder Nervensystemstörungen bei Frauen; modifiziert nach CROOK (1986).*

Die durch Medikamentenmißbrauch, u.a. der Anti-Baby-Pille, und durch Fehlernährung vorgeschädigte Schleimhautflora (Dysbakterie) bietet Pilzen einen idealen Nährboden. Im weiteren Verlauf schädigen Pilzgifte und Pilzenzyme zusätzlich und nachhaltig das Immunsystem der Schleimhaut. Hieraus resultieren Störungen, die durch die speziellen hormonellen und anatomischen Umstände besonders Frauen betreffen.

Die häufigste Frauenerkrankung ist der pilzbedingte Ausfluß (Fluor, Vaginalmykose). Dieser Ausfluß ist eine käsige, weiße Sekretion mit einem fruchtigen Geruch nach Essig oder Hefe. Die Konsistenz kann an Hüttenkäse erinnern. Der Pilzbefall ist häufig mit Juckreiz oder sogar Brennen und vermehrtem Drang

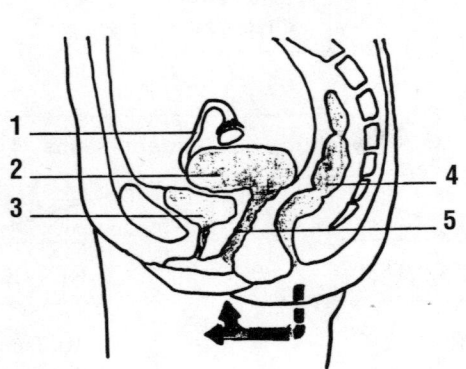

Abb. 3 *Schematische Darstellung des häufigsten Infektionsweges mit pathogenen Hefepilzen im weiblichen Genitalbereich. Durch falsche Wischtechnik nach dem Stuhlgang (von hinten nach vorne) können Hefepilze in den äußeren Genitalbereich gelangen (Pfeile). 1 Eierstock, 2 Gebärmutter, 3 Blase, 4 Enddarm, 5 Vagina.*

zum Wasserlassen verbunden. Die Beschwerden reiben das Nervenkostüm auf und können die Lust und Freude am Geschlechtsverkehr verderben. Daraus resultierende Unstimmigkeiten in der Partnerschaft erhöhen den Leidensdruck noch weiter und schwächen so zusätzlich das Immunsystem. Der Pilzteufelskreis ist im vollen Gange.

Gewöhnlich breiten sich die Pilze vom Verdauungstrakt bis zur Scheide aus, oder sie werden durch den Geschlechtsverkehr übertragen. Hierbei kommt auch der Mund oder die Mundhöhle als nicht zu vernachlässigende Infektionsquelle für eine Vaginalmykose in Betracht. Diese sogenannte "vertikale Ping-Pong - Infektion", ist sicherlich ein großer, aber schwer abzuschätzender Infektionsfaktor (RIETH, in WEISSENBACHER 1989). Infektionsrisiken in öffentlichen Einrichtungen wie Schwimmbädern, Saunen usw. sind von eher untergeordneter Bedeutung (s. Kap.7.5).

Chronische Vaginalmykosen, d.h. immer wiederkehrender Ausfluß, beschert gynäkologischen Praxen ein ständig steigendes Patientenvolumen. Die Therapie beschränkt sich in der Regel auf die Verabreichung von antimykotischen Vaginalzäpfchen oder - salben. Ist dies so, dürfte in ein bis drei Monaten ein erneuter Frauenarzttermin fällig sein. Die Hauptinfektionsquelle bleibt leider unbeachtet. Ca. zwei Drittel aller wiederkehrenden (rezidivierenden) Genitalmykosen entstehen durch Eigenansteckung aus dem Magen-Darm-Trakt in Form der sog. Schmierinfektion über die Unterwäsche, beim Waschen usw. (P. AUGER et al., 1988) (Abb. 3).

Zur Diagnose und Therapie der immer wiederkehrenden Pilzerkrankungen der weiblichen Geschlechtsorgane gehört neben dem Abstrich auch unbedingt die Stuhluntersuchung auf pathogene Hefen. Außerdem müssen der Partner miteinbezogen und die Lebensgewohnheiten der Patientin (Zuckerkonsum, Alkohol, Nikotin etc.) beachtet werden.

1.6 HEFEPILZE (CANDIDA ALBICANS) ATTACKIEREN DAS IMMUNSYSTEM UND UNSERE GESUNDHEIT AUS DEM HINTERHALT

1.6.1 "DAS TROJANISCHE PFERD" – EIN VERGLEICH WANN ERDEN PILZE ZU KILLERN?

Das Problem des Pilzbefalls läßt sich treffend mit dem Bild des trojanischen Perdes aus der Antike vergleichen. Es war die einfache und wirkungsvolle List der Trojaner, ihre Krieger in einem harmlos aussehenden und dazu noch als Geschenk getarnten Versteck hinter die feindlichen Tore zu bringen. Dieses Prinzip scheint von den Hefepilzen übernommen worden zu sein.

"Sie warten, bis ihre Stunde gekommen ist und sorgen dafür, daß dem Kranken die Stunde schlägt" (RIETH; 1986).

Der Hefepilz Candida albicans ergreift nie selbst die Initiative. Er wartet, vergleichbar mit der Taktik eines Intriganten, geduldig auf eine passende Gelegenheit. Er lauert förmlich auf eine Schwächesituation des Wirtes, die es ihm dann leicht macht, in ihn einzudringen, um ihn im Handstreich zu besiegen. Hier geht es nach dem Leitsatz: "Die Gelegenheit macht den Dieb".

Biologisch-medizinisch gesehen gehören der Mund-Magen-Darm-, der Bronchialtrakt und die Harngänge noch nicht zum Körperinneren. Hier halten sich die Pilze noch auf der Körperoberfläche auf, die quasi nach innen gestülpt ist. Eine einigermaßen intakte Abwehrleistung dieser Schleimhäute kann dem Belagerungszustand lange Zeit wiederstehen. Medizinisch wird die Besiedlung der Schleimhäute als Endomykose bezeichnet.

36

Befinden sich Pilze im Körperinneren (Lymph-, Blutbahn, Organe), so spricht man von einer systemischen Mykose.

In der Phase der Schleimhautbesiedlung erweckt Candida albicans noch den Anschein, ein relativ verträglicher, harmlos erscheinender Saprophyt (von abgestorbenen Substanzen lebender Mikroorganismus) zu sein. Das hat ihm die irreführende Eingliederung in die fakultativ pathogenen (nur gelegentlich krankmachenden) Pilze gebracht. Außerdem halten viele Therapeuten offensichtlich die Begriffe saprophytisch und apathogen für identisch. Diese Wissenslücken führen etliche Therapeuten immer noch auf eine falsche Fährte. Sie betrachten den Pilzbefall als "normal" bzw. physiologisch. Damit werden ursächliche Zusammenhänge mit diversen Krankheitsbildern (PAK-Syndrom) einfach ignoriert oder das Problem wird bagatellisiert. So bekommt der Patient nicht selten den unbefriedigenden Rat: "Machen Sie sich keine Sorgen, das geht von alleine wieder weg".

Bei immungeschwächten Menschen, z.B. Krankenhauspatienten, gelingt es den Pilzen, die Schleimhautoberfläche (Epithel) in Form von ganzen Zellen oder als Keimschläuche zu durchdringen und in die Blutbahn zu gelangen. Versagt im Körperinneren die Abwehrfront, breitet sich Candida albicans auf dem Blut- und Lymphwege im ganzen Körper aus.

Durchbricht Candida albicans die Schleimhautbarriere, so kommt es unter Umständen zum Befall mehrerer Organe, oder es wird direkt eine lebensbedrohliche Pilzsepsis (durch Pilze ausgelöste Blutvergiftung) ausgelöst. Ist der Betroffene sehr geschwächt, z.b. nach einer Operation mit kombinierter künstlicher Immunsuppression (teilweiser Ausschaltung des Immunsystems), oder atmet beispielsweise ein Säugling, dessen Abwehr fast noch gar nicht ausgereift ist, Hefepilze aus dem Geburtskanal ein, so führt die Pilzinfektion häufig innerhalb weniger Tage zum Tode.

Ist das Immunsystem noch einigermaßen intakt, so kann ein Organbefall (Organmykose) erst einmal unerkannt voranschreiten. Wird die Krankheit zu spät diagnostiziert, d.h. der Sachverhalt wird häufig schlicht und ergreifend übersehen, denn Pilze täuschen ja andere Krankheitsbilder vor, so kommt hier nicht selten jede Behandlung zu spät.

Auf einer Mykologentagung 1985 in Würzburg wurde berichtet, daß 70% der von Pathologen bei der Autopsie festgestellten Mykosen innerer Organe zu Lebzeiten nicht erkannt, nicht einmal vermutet wurden (RIETH, 1985).

Ein Damokles-Schwert schwebt also über allen Pilzinfizierten. Es ist so zu verstehen, daß bei vielen potentiellen "Pilzträgern" im Laufe ihres Lebens eine Situation eintreten kann, die eine Pilz-Invasion des Körperinneren ermöglicht. Dieses lebensbedrohliche Risiko muß bei vielen unterschiedlichen Krankheitsbildern im Sinne einer Ausschlußdiagnostik in die tägliche Praxis jedes behandelnden Therapeuten miteinbezogen werden.

Man denke immer an den zuerst banal erscheinenden, aber elementar wichtigen Leitsatz, den Prof. RIETH in unzähligen Schriften über die Pilzgefahr postuliert:

"Ohne Pilze keine Mykosen"

Es ist entscheidend wichtig, die Pilze zu bekämpfen, solange es noch Zeit ist. Wer sie übersieht oder trotz positiver Candida-Diagnose abwartet, riskiert zu viel. Jeder Mensch sollte heute darüber Bescheid wissen:

* Ohne Pilze keine Mykosen
* Ohne Pilze weniger chronische Krankheiten
* Ohne Pilze keine Pilztoten

Es muß auch immer wieder betont werden, daß es sich beim Problemkreis "PAK-Syndrom" nicht um ein therapeutisches Problem handelt. Vielmehr mangelt es allein an Durchblick und an einer ganzheitlichen Sicht biologischer und medizinischer Zusammenhänge. Die Situation ergibt sich ausschließlich aus mangelhaftem, ungenügendem "Pilzbewußtsein" der Therapeuten, aber auch aus dem Unaufgeklärtsein des Patienten. Eine klare Pilzdiagnose ist einfach und relativ preiswert (Stuhl, Sputum, Urin, Abstrich etc.). Wirkungsvolle Medikamente gibt es seit langem. Eine erprobte und fundierte biologische Behandlungsstrategie, wie sie in diesem Buch vorgestellt wird, ist nicht erst seit heute bekannt.

1.6.2 HEFEPILZE UND KREBS

In welchem Maße pathogene Hefepilze beim Menschen zur Entstehung von Krebskrankheiten beitragen, kann bis heute nicht eindeutig beurteilt werden. Einige Untersuchungen an Tieren lassen aber einen kausalen Zusammenhang vermuten.

Die Candida-Art Candida parapsilosis erzeugt Stoffwechselprodukte, die sich im Tierversuch als kanzerogen (krebserzeugend) erwiesen. BLANK und seine Mitarbeiter (1968) verabreichten Mäusen Extrakte sowohl aus den Hefepilzen Candida parapsilosis als auch aus Candida albicans. Beide Hefepilzarten lösten eine erhöhte Rate an Lungentumoren aus.

Der Berliner Mediziner GEMEINHARDT fragte bereits 1976, ob im Hinblick auf die starke Zunahme von Hefepilzen im weiblichen Genitaltrakt ein Zusammenhang zwischen den Stoffwechselprodukten von Candida und der Entstehung von Genitalkrebsen besteht. Da durch Candida albicans rund 90 % aller Vaginalmykosen verursacht werden, wurden von GEMEINHARDT und Mitarbeitern mit dieser Hefeart Versuche an Ratten durchgeführt. Den Tieren wurde eine Lösung aus abgetöteten Hefen verabreicht. Im Vergleich zu unbehandelten Ratten entwickelten die pilzbehandelten Tiere eine erhöhte Tendenz zu Tumoren im Bereich der Gebärmutter und des Bauchraumes. Eine endgültige Aussage über die Krebsgefahr durch Hefepilze wurde nicht gemacht.

An diesem Ergebnisstand hat sich bis heute leider nicht viel geändert. Exakte Versuche stehen weiterhin aus. Aber die zunehmende Anzahl von Beobachtungen in Kliniken und Praxen lassen die Annahme, daß pathogene Hefepilze krebsauslösende Eigenschaften haben, immer sicherer erscheinen.

1.6.3 SIND HEFEPILZE VERANTWORTLICH FÜR KARIES UND PARODONTITIS ?

Was hat der Pilzbefall des Organismus mit Karies oder Zahnfleischentzündungen zu tun? Auf den ersten Blick scheint es keinen Zusammenhang zu geben. Zieht man aber in Betracht, daß die Mundhöhle der Ausgangspunkt schlechthin für Rückfälle in der Therapie der Candidamykosen ist, lohnt es sich, nach Zusammenhängen zu suchen.

Studien haben gezeigt, daß kariöse Zähne einen idealen Nährboden für Candida - Arten darstellen. Bei 67,5 % der untersuchten Patienten mit kariösem Gebiß wurde ein Befall der Mundhöhle mit Hefepilzen festgestellt. Bei Patienten mit gesundem Gebiß lag der Anteil mit 4 % wesentlich niedriger (WETZEL und SZIEGOLEIT 1989). Nach Aussagen von Dr. W. MENDLING (1990) weisen sogar zwischen 80 und 100 % aller kariösen Gebisse Candida albicans-Besiedlung auf.

40

Es gilt heute als erwiesen, daß Candida albicans alleine oder im Zusammenwirken mit dem Mundbakterium Streptococcus mutans an der Entstehung von Karies maßgeblich beteiligt ist. Bei der Verstoffwechselung von Kohlenhydraten (Zucker!) durch die Pilze entstehen Säuren, die durch Absenkung des pH-Wertes (Erhöhung des Säuregrades) ein ideales Milieu für das Wachstum der kariesentwickelnden Bakterienkulturen schaffen. Zucker wirkt hier also auf zwei Ebenen schädlich: Zusätzlich zur kariogenen (karieserzeugenden) Wirkung sorgt er als unentbehrlicher Bau- und Betriebsstoff der Hefepilze für eine üppige Vermehrung der Kulturen, wodurch wiederum ein Pilzteufelskreis entsteht: Vermehrte Säureproduktion durch die Candida - Pilze begünstigt das Wachstum von Streptococcus mutans. Die Karies schreitet fort, es entstehen "neue kariöse Kavitäten", die wiederum als bevorzugte Biotope für Hefen der Gattung Candida gelten müssen (TESMER, 1989).

Die Zusammenhänge treffen besonders auf die Zuckerernährung mit niedermolekularen Kohlenhydraten zu, die z.b. im Haushaltszucker, in Marmeladen, Limonaden und Süßigkeiten aller Art zu finden sind. Diese Mono- und Disaccharide (Ein- und Zweifachzucker) sind für die im Speichel enthaltenen Enzyme sehr leicht angreifbar, es kommt zu einem raschen Abfall des pH - Wertes im Mundraum. Nimmt man jedoch höhermolekulare Kohlenhydrate (Polysaccharide) zu sich, können diese nur sehr langsam abgebaut werden.

Nicht nur Karies, sondern auch die Parodontitis, eine entzündliche Erkrankung des Zahnfleisches und des Zahnhalteapparates, begünstigt die Ansiedlung von Candida - Arten in der Mundhöhle. Bedingt durch die entzündlichen Vorgänge und die schlechte Durchblutung des Gewebes ist eine effektive Abwehrreaktion gegen die Hefen nicht mehr möglich.

Die ständige Zufuhr von Hefepilzen in den Mundraum wird vor allem durch die Zahnbürste begünstigt. Sie kann ein hervorragendes Pilzreservoir sein! Im feuchten und warmen Milieu des Badezimmers können die Pilze sich optimal vermehren. Durch den täglichen Gebrauch der Zahnbürste gelangen die Erreger immer wieder erneut in die Mundhöhle (HAUSS, 1990). Auch Prothesenmaterial kann von Candida albicans besiedelt werden. Der Pilz ist in der Lage, selbst Kunststoffe zu "durchbohren" und findet somit hervorragende Schlupfwinkel (BEHN, 1989).

Es besteht kein Zweifel, daß pathogene Hefepilze eine entscheidende Mitverantwortung an den Schäden des Gebisses und der Mundschleimhaut tragen. Nur eine restlose Pilzbekämpfung in der Mundhöhle und eine gesunde Mundhygiene garantieren eine erfolgreiche Sanierung des Gastro - Intestinal - (Magen-Darm-) Traktes. Deshalb müssen alle möglichen Maßnahmen getroffen werden, um eine Besiedlung der Mundschleimhäute zu unterbinden (siehe Kap. 7).

2. WELCHE PILZE SIND PATHOGEN?

2.1 WELTMEISTER DER ANPASSUNG

Pilze gehören zu den erstaunlichsten Wesen der belebten Natur. Sie sind, nach den Bakterien und Fadenwürmern (Nematoden), die weitverbreitetsten Organismen der Erde. Es gibt so gut wie keinen Lebensraum, der nicht von ihnen besiedelt wird, denn spezielle Überlebensstrategien ermöglichen vielen Pilzarten, selbst unter extremsten Bedingungen zu existieren. Einige wurden in stark sauren Flüssigkeiten wie Salpetersäure und Salzsäure gefunden, so daß die Salzsäure unseres Magens Hefepilze in keiner Weise beeinträchtigt. Andere wachsen in Flaschen mit destilliertem, also völlig keim- und nährstoffreiem Wasser, und manche Pilze kommen sogar in antarktischen Gletschern vor.

Pilze sind überall blitzschnell zur Stelle. Leider längst nicht immer als Nützlinge, sondern eher als Schädlinge. Jeder erkennt sie schnell bei verdorbener Nahrung, wie z.B. als Schimmel auf Marmelade oder Brot. Pilze, wie hier Schimmelpilze, sind besonders dort anzutreffen, wo organisches Material, z.B. von Nahrungsmitteln, abgebaut wird.

2.2 PILZE WERDEN GELIEBT UND GEFÜRCHTET

Die wunderbare Anpassungsfähigkeit der Pilze, auch an extreme Lebensbedingungen, bringt leider auch Rekorde des Leidens über die Menschheit; z.B. durch die Vernichtung ganzer Ernten. So wurde 1850 die größte Hungersnot und Auswanderungswelle in Irland durch eine komplette, durch Pilze verursachte Kartoffelmißernte ausgelöst.

Aus vielen, den Menschen nicht gefährlich werdenden Pilzen haben wir seit langem auch unseren Nutzen gezogen. Zahlreiche Nahrungs- und Genußmittel sind ohne die Mitarbeit von Pilzen gar nicht herzustellen. Dazu gehören die Brot-, Käse-Bier- und Weinherstellung.

Vielen Milchprodukten und Fruchtsäften werden in großen Mengen Schimmelpilze, wie der Milchschimmel (Geotrichum candidum), hinzugefügt. Sie sind, wie später dargestellt, für viele Allergien mitverantwortlich. Ein angenehm säuerlicher Geschmack wird damit erzeugt. Viele Pilze sind tatsächlich zu den teuersten Delikatessen aufgestiegen, man denke dabei an Trüffel, Pfifferlinge, Steinpilze u.v.m. Eine hervorragende medizinische Rolle spielen Schimmelpilze bei der Herstellung von Antibiotika. Pilze können Abwehrmittel gegen Baktieren erzeugen!

2.3 SIND PILZE PFLANZEN ODER TIERE?

Im Laufe der frühen Entwicklungsgeschichte gliederten sich die Lebewesen in das Pflanzen- und das Tierreich auf. Dieser Prozeß dauerte viele Millionen Jahre. Es gab mannigfaltige Übergangsformen, die pflanzliche und tierische Eigenschaften besaßen. Die Pilze zählen noch heute zu dieser Gruppe. Ihnen fehlt der für die Pflanzen so typische Farbstoff Chlorophyll, mit dessen Hilfe aus Sonnenlicht, Kohlendioxid und Wasser Zucker (Energie) synthetisiert wird. Ihre Ernährungsweise, aus organischem Material Energie zu gewinnen, kommt den Tieren näher. Ihre Fortpflanzungsmethoden ähneln wiederum mehr denen der Pflanzen.

Bis heute ist eine genaue Zuordnung der Pilze umstritten. Da in der Biologie aber alles seine Ordnung haben muß, zählt man die Pilze heute mit allen Vorbehalten zu den Pflanzen.

Es gibt über 1OO.OOO Pilzarten mit den verschiedenartigsten Erscheinungsbildern, von denen eigentlich nur diejenigen mit großen Fruchtkörpern, die Speise- und Giftpilze, allseits wohlbekannt sind.

2.4 DIE KLEINEN SIND DIE SCHLIMMSTEN

Die größte Bedeutung kommt allerdings den winzig kleinen Pilzarten zu. Sie sind meistens mit dem bloßen Auge nicht zu erkennen. Gefährliche Sproßzellen der Hefepilze haben eine mittlere Größe von ca. 4 Mikrometer (O.OO4 mm). Unter dem Mikroskop können wir die vielfältigen Formen der kleinen Pilze als Kügelchen (Sproßzellen) und Fäden (Mycelien) in Form baumartig verzweigter Gebilde und ganzer Netze erkennen (Abb. 4). Nur, wenn sie sich ungestört und stark vermehren können, bekommen wir sie direkt zu Gesicht. Dies ist z.b. beim Mund-Soor, beim Fluor (Ausfluß), bei Nagelbefall (Onchomykose) oder Schimmel auf verdorbenen Lebensmitteln und feuchten Wänden der Fall.

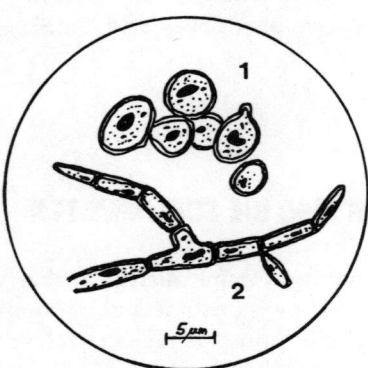

Abb. 4 *Hefepilzsporen (1) und -mycel (Keimschläuche, 2) bei mikroskopischer Betrachtung.*

2.5 EINTEILUNG DER PATHOGENEN PILZE

Aus medizinischer Sicht werden die für die menschliche Gesundheit gefährlichen Pilze, die humanpathogenen Pilze, heute in drei große Gruppen gegliedert. Die sogenannte "D-H-S Diagnostik" beinhaltet diese Einteilung:

- D	Dermatophyten (Hautpilze)	Arten:
		Epidermophyton floccosum
		Mikrosporum canis
		Trichophyton rubrum
		Trichophyton verrucosum
- H	Hefepilze	Candida albicans
		Candida krusei
		Candida tropicalis
		Cryptococcus neoformans
- S	Schimmelpilze	Aspergillus niger
		Aspergillus flavus
		Penicillium notatum
		Mucor racemosus
		Geotrichum candidum

Dermatophyten (Hautpilze) kommen, wie der Name sagt, vorrangig auf oder in der Haut vor, sie können aber auch Nägel und Haare besiedeln. Bei den Hefe- und Schimmelpilzen kann der Ort des Befalls oder der Infektion überall sein. Hier gilt das Gesetz der Variabilität (RIETH, 1979):

"Gleiche Pilze können verschiedene Krankheiten hervorrufen; verschiedene Pilze können gleiche Krankheitsbilder verursachen".

47

2.6 WANDERWEGE DES FUSSPILZES

Bei einem Pilzbefall der Haut denken sowohl der Arzt als auch der Betroffene sicherlich zuerst an einen Hautpilz, einen Dermatophyten. Der allgemeinbekannte "Fußpilz" kann aber auch von Hefepilzen verursacht werden. In ihrer großen Studie mit 2750 Hautpilzerkrankten zeigen ACHTEN und WANET-ROUARD (1981), daß 66% der Pilzkranken an Hefepilzen und nur 34 % an Dermatophyten (32%) und Schimmelpilzen (2%) erkrankt waren. Wie schon lange bekannt ist, ist so ein "Hautpilz" gemeinerweise in der Lage, eine Magen-Darm-Erkrankung oder eine Allergie auszulösen. Hieraus ergibt sich besonders für den Therapeuten die Konsequenz, auch am Fuß oder an anderen disponierten Körperregionen (Nägel, Hautfalten) nach Pilzen zu fahnden, auch wenn der Patient vielleicht nur über Blähungen klagt (Abb. 5). Überhaupt muß immer wieder betont werden, daß zur Pilzermittlung echter kriminalistischer Spürsinn gehört.

Die Hefe- und Schimmelpilze bereiten dem Menschen, besonders im Magen-Darm-, im Bronchial- und im Uro-Genital-Trakt, beträchtliche Probleme. Hefepilze können aber genau so gut die Haut, die Nägel und die Haare befallen.

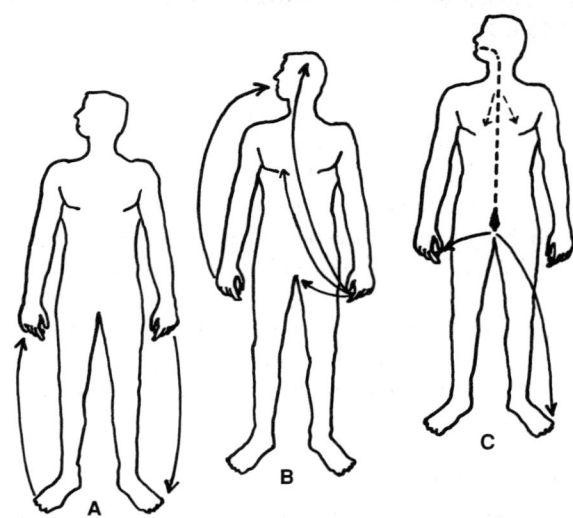

Abb. 5 *Schematische Darstellung der Wanderwege der am Fuß,
auf Haut und Nägeln vorkommenden Hefepilze (modif. nach
RIETH, 1990):*

A: *Fußpilze gelangen durch direkten Kontakt, z.B. durch
Kratzen, da Fußpilz Juckreiz erzeugt, oder über Strümpfe
an die Hände und wieder zurück.*

B: *Von den Fingern gelangen Pilze in den Mund. Außerdem
können auf diesem Wege besonders pilzanfällige Körperregionen, wie z.B. der Genitalbereich, die Brusthaut und der
behaarte Kopf infiziert werden.*

C: *Vom Mundraum gelangen die Hefepilze in den ganzen
Magen-Darm-Trakt und in die Luftwege. Darmpilze können
durch Handkontakt oder über die Unterwäsche auf den
Genitalbereich, die Hände und die Füße übertragen werden.*

2.7 DAS LANGE SCHATTENDASEIN DER PATHOGENEN HEFEPILZE

Die Hefepilze führten lange ein Schattendasein. Die nutzbringenden Eigenschaften der altbekannten Bäcker-, Bier-, oder Weinhefen haben lange den Blick auf die Bösartigkeit anderer Hefepilzarten verschleiert. Gerade bezüglich dieser Pilzgruppe halten sich bis heute hartnäckig, selbst bei den Therapeuten sowie in der Fachliteratur, altüberlieferte Lehrmeinungen.

Es ist heute unumstritten und durch eine Vielzahl von Facharbeiten belegbar, daß von Hefepilzen unzählige Krankheiten ausgehen oder zumindest mit ihnen im Zusammenhang stehen (PAK-Syndrom).

Gerade der Laie darf sich nicht beirren lassen, wenn er vom Arzt zu hören bekommt: "Sie haben u.a. Candida albicans im Stuhl (bzw. im Abstrich oder Sputum). Aber das ist kein Anlaß zur Unruhe. Dieser Pilz kommt ja überall vor und gehört außerdem zur normalen Darmflora". Richtig ist: Candida kommt zwar weitverbreitet vor, infizieren kann sich aber nur der schon Abwehrgeschwächte. Wie genügend Untersuchungen unlängst gezeigt haben, gehört dieser Pilz nicht zur Normalflora (RIETH, 1979).

Wirklich gesunde Menschen sind pilzfrei !

Auch gehört Candida albicans nicht zur "normalen Mundflora", wie immer noch fälschlich in Lehrbüchern der Zahnheilkunde steht. Wie bereits erwähnt, können diese Pilze einen wesentlichen Beitrag zur Karies- und Parodontitisentwicklung leisten.

Auf den Mundraum ist besonderes Augenmerk zu legen, denn er ist die wichtigste Eintrittspforte für alle Erreger. Zahnerosionen sind ideale Brut- und Niststätten für Hefepilze, und über Mund- und Speichelkontakte laufen viele Verbreitungs- und

Ansteckungsmöglichkeiten. Die Anti-Pilz-Behandlung muß deshalb auch immer hier beginnen. (S. Seite 124). Man kennt heute ca. 5OO Hefepilzarten incl. der "Guten". Die größte Gattung ist Candida, mit derzeit ca. 200 Arten, von denen ein bis zwei Dutzend pathogen sind. Über 9O% aller Hefepilzerkrankungen werden von der Hefepilzart Candida albicans verursacht. Im folgenden soll deshalb der Einfachheit halber immer nur von Candida albicans die Rede sein. Dabei dürfen die anderen pathogenen Arten aber nie außer acht gelassen werden! Die folgende Tabelle zeigt alle heute bekannten pathogenen Hefen:

Tabelle 1 Humanpathogene Candida-Arten

Candida **albicans**
Candida **parapsilosis**
Candida **krusei**
Candida **brumptii**
Candida **guilliermondii**
Candida **intermedia**
Candida **pseudotropicalis**
Candida **stellatoidea**
Candida **tropicalis**
Candida **zeylanoides**
Candida **glabrata**
(Candida **species novo**)

Es mehren sich, insbesondere bei den Hefen, die mykologischen Nachweise von Arten, die weltweit noch nicht aufgetreten und bis dato mikrobiologisch weltweit noch nicht codiert worden sind. Das Labor Drs. Hauss in Eckernförde (s. S. 108) bezeichnet diese Keime bei positiver Anzüchtung als CANDIDA SPEZIES NOVO. Durch einen speziellen Enzymtest kann festgestellt werden, ob dieser Hefekeim pathogen und damit therapiebedürftig ist.

2.8 SCHIMMELPILZE ALS GEFÄHRLICHE ALLERGIE-AUSLÖSER UND PRODUZENTEN KREBSERREGENDER STOFFE (KANCEROGENE)

Obwohl sich dieses Buch mit der Problematik "Hefepilze" befasst, soll auch auf den Problemkreis "Schimmelpilze" eingegangen werden. Beide Pilzgruppen sind in hohem Maße für die Auslösung allergischer Reaktionen mitverantwortlich. Auch eine der bekanntesten Allergien, die Hausstaubmilbenallergie, hat direkt etwas mit Schimmelpilzen zu tun. Einer der wichtigsten Nahrungsquellen der Milben sind menschliche oder tierische Hautschuppen, die wesentliche Bestandteile des Hausstaubes ausmachen. Die Milben können diese Schuppen aber nur gut verwerten, wenn sie vorher durch Schimmelpilze enzymatisch aufgeschlossen wurden.

Schimmelpilze wachsen unter günstigen warmen und feuchten Bedingungen besonders schnell. Sie bilden dabei unzählige Sporen, die von der Luft davongetragen werden (Haus-, Tapetenschimmel etc.). Pilzsporen sind die wichtigsten Erreger allergischer Erkrankungen der Haut oder der Atmungsorgane. Ekzeme, Asthma und allergische Rhinitis (Nasenschleimhautentzündung, Schnupfen) können von Pilzsporen in ähnlicher Weise ausgelöst werden, wie dies von Gräser- und Getreidepollen und Hausstaubmilben bekannt ist. Nach den neuesten Zahlen geht man davon aus, daß 8O % aller Allergien im Zusammenhang mit Schimmelpilzen stehen. Schimmel- und Hefepilze, oder beide in Kombination, erzeugen über 1OO heute bekannte Pilzgifte (Mykotoxine). Als besonders giftig gilt das Aflatoxin B1 aus dem Schimmelpilz Aspergillus flavus, denn es ist stark krebserregend! Diese Gifte werden meistens an den Nährboden, z.B. Brot, abgegeben. So gelangen sie auf scheinbar natürlichem Wege in den menschlichen Körper und beginnen unter Umständen ihr unheilvolles Werk. Man bedenke, daß viele Mykotoxine beim Kochen nicht zerstört werden. Dies geschieht erst ab 160 Grad Celsius!!

Allergien nehmen in erschreckendem Maße zu, jedes vierte Kind leidet bereits darunter. Ca. 80 % aller Allergien weisen eine Schimmelpilzbeteiligung auf. Über dieses Allergieproblem soll im folgenden nur ein kurzer Überblick gegeben werden (weiterführende Literatur z.B.: J. REIß: Schimmelpilze; Springer-Verlag, 1986).

Untersuchungen haben gezeigt, daß Pilzsporen in Gebäuden zu verschiedenen Erkrankungen führen können. Abgeschlagenheit, Migräne, Augenreizungen, Nießreiz, Fließschnupfen, Husten, Asthma bronchiale, Magen-Darm-Störungen, Hauterkrankungen, wie Neurodermitis, können hierbei auftreten.

Besonders häufig erscheinen diese Symptome bei schimmelpilzempfindlichen Menschen in der kalten Jahreszeit. Heizen bei mangelnder Lüftung und der Trend zur wärmetechnischen Abschottung der Wohnräume sind die wichtigsten Ursachen für Schimmelpilzbefall. Auch die Erde von Grünpflanzen in Wohnungen ist ein idealer Nistplatz für krankmachende Schimmelpilze. Da die Topfpflanzen größtenteils über den Heizungen (Fensterbänke) plaziert sind, kommt es durch die aufsteigende Warmluft zu einer verstärkten Verwirbelung von Schimmelpilzsporen. Diese Sporen gelangen nämlich nicht nur über den direkten Kontakt, sondern auch über die Atemwege in den Körper. Dort können Pilzgifte die körpereigenen Abwehrreaktionen schwächen, wodurch die oben beschriebenen Krankheitsbilder zustandekommen. Aber nicht nur die Sporen der Schimmelpilze sind gefährlich, sondern auch gasförmige Stoffe, die von den Pilzen ausgeschieden werden und die ebenso zu den bereits erwähnten Symptomen führen können. Oft genügt bereits ein kleiner, feuchter, unsichtbarer Fleck hinter einem Möbelstück oder hinter einer Holzverkleidung als Giftquelle.

Provoziert wird die Schimmelpilzgefahr durch eine Reihe von Wohnraumbedingungen:

- zu geringe Lüftung, bes. im Winter

- Kunststoffenster (Gummidichtungen)

- schlechte Baumaterialien

- Tapeten

- Teppichböden

- Holzverkleidungen

- Zimmerpflanzen

- Antiquitäten, Gemälde

- alte Bücher/Stoffe

- Haustiere, bes. Vögel

- Luftbefeuchter/Klimaanlagen

Das Institut "Mentop" in Schleswig beschäftigt sich seit langem auch mit diesem Problem, vor allem mit der Entwicklung einfacher und kostengünstiger Diagnosehilfen und der möglichen homöopathischen Therapie. Auf Grund der unzureichenden allgemeinen Aufklärung und Selbsthilfemöglichkeiten der Bevölkerung werden inzwischen von Labors Verfahren zur Messung der Schimmelpilzsporen in Wohn- und Arbeitsräumen angeboten. Diese Verfahren (Sporenfallen) beinhaltet das Sammeln lebender Luftschwebstoffe. Es ermöglicht jedem, seine mögliche Schimmelpilzbelastung in seinem Wohn- oder Arbeitsbereich selbst zu testen.

Wenn Sie den Verdacht hegen, daß Ihre Gesundheitsprobleme evtl. schimmelpilzbedingt sein könnten, machen Sie den auf der nächsten Seite folgenden Schnelltest.

Die Pilzsporenmessung mit Sporenfallen sind in allen Räumen möglich. Die Meßschalen werden bis zu 24 Stunden geöffnet in den Räumen aufgestellt und dann wieder verschlossen.

Die Sporenfallen müssen nach Durchführung des Tests, dessen Durchführung sich für jedermann einfach und verständlich gestaltet, an das beauftragte Labor zurückgeschickt werden. Nach 1O-15 Tagen erhält man die im Preis inbegriffene Auswertung mit den entsprechenden Hinweisen zurück.

Schimmelpilzgefährdung muß nicht sein! Bei entsprechenden Maßnahmen lassen sich die geschilderten Belastungen und Erkrankungsmöglichkeiten vermeiden.

2.8.1 IST IHR PROBLEM EIN SCHIMMELPILZPROBLEM? EIN SCHNELLTEST

	ja	nein
1. Leiden Sie an allergischen oder chronischen Krankheiten, wie z.B. Asthma, Neurodermitis, chron. Nebenhöhlenentzündung (Sinusitis), Bindehautentzündung (Konjunktivitis), Schnupfen....?	❏	❏
2. Ist Ihre Haut häufig sehr trocken und juckt zeitweise?	❏	❏
3. Haben Sie unregelmäßig Magen-Darm-Probleme ohne erkennbaren Grund (z.B. spontaner Durchfall)?	❏	❏
4. Neigen Sie zu Infekten (Grippe usw.)?	❏	❏
5. Nehmen Sie häufig und über längere Zeit Antibiotika oder Kortikoide?	❏	❏
6. Zeigen Ihre Probleme jahreszeitliche Schwankungen mit einer deutlichen Tendenz zur Verschlechterung in der Heizperiode?	❏	❏
7. Nehmen die Beschwerden bei feucht-warmem Wetter zu?	❏	❏
8. Hat Ihre Wohnung/ Ihr Haus feuchte Wände, "muffige Ecken", Stockflecken oder eine schlechte Isolierung?	❏	❏

9. Werden Ihre Bescherden in bestimmten Räumen ausgelöst, z. B. in Bad, Keller, Schlafzimmer, Scheune, Stall, Waschküche, Gärtnerei, bei der Anwesenheit von Klimaanlagen?   ☐ ☐

Beantworten Sie 3 - 4 Fragen mit JA, so könnten Ihre Beschwerden schimmelpilzbedingt sein. Beantworten Sie 4 oder mehr Fragen mit JA, so ist Ihr Problem mit allergrößter Wahrscheinlichkeit ein schimmelpilzbedingtes Problem. Hier ist dringend die Untersuchung auf Hausschimmel mit Hilfe von Sporenfallen (Labors s. S. 108) zu empfehlen!

3. DIE GIFTKÜCHE IM DARM

3.1 PILZGIFTE (MYKOTOXINE)

Pathogene Hefepilze wie Candida albicans produzieren eine Reihe hochgiftiger Substanzen, zu denen Fuselöle und Fuselalkohole, Gliotoxin u.s.w. gehören.

Die alte Volksweisheit "Der Tod sitzt im Darm" findet gerade in diesem Zusammenhang seine wahre Bedeutung. Über krebserregende Stoffe wie Nitrosamine oder Aflatoxine hat schon fast jeder etwas gehört, daß aber Hefepilze im Darm regelrechte "Kampfgasfabriken" und "Alkoholdestillen" unterhalten können, ist noch viel zu wenig bekannt.

Durch die Giftproduktion der Pilze wird die Zusammensetzung der Bakterienflora, aber auch das Darmmilieu verändert. Dadurch kann wiederum die Produktion giftiger Stoffwechselprodukte gefördert werden. Ein Beispiel:
Normalerweise ist der Stuhl leicht sauer. Durch einen starken Pilzbefall des Dickdarms mit einhergehender Verminderung der Bakterienmasse kann der Säuregrad im Darmlumen jedoch ins alkalische verschoben werden. Im basischen Milieu (pH > 8) dissoziieren (zerfallen) dann Ammoniumsalze, Abfallprodukte aus der Eiweißernährung, die täglich in größeren Mengen mit dem Stuhl ausgeschieden werden, zu Ionen, mit der Folge, daß Ammoniak (freies Ammoniak) als Nerven- und Zellgift in die Blutbahn zurückgelangt.

Sehr anschaulich lassen sich die Auswirkungen einer pilzbedingten Darmstörung mit den entsprechenden Folgeproblemen bei leberkranken Menschen darstellen. Lebererkrankungen haben seit 1950 um das Vierfache zugenommen. Inzwischen sterben fast so viele Männer an Leberzirrhose wie an Krebs (PAUM-GARTNER, 1989).

Die Fettleber, das Produkt ungezügelten Wohlstandskonsums, heute sicher auch zu den Zivilisationskrankheiten zu rechnen, ist dadurch gekennzeichnet, daß sich vermehrt Fett in das Lebergewebe einlagert. Dadurch wird das arbeitsfähige Drüsengewebe beengt und schließlich verdrängt. Nach MÜTING (1990) hat die Hälfte aller Übergewichtigen eine Fettleber. Selbst Kinder können schon eine Fettleber durch übermäßigen Zuckerkonsum erwerben. Alkohol ist und bleibt aber der Auslöser Nummer 1. Ist die Leber erst einmal geschädigt, so wird der Alkoholabbau verlangsamt. Parallel dazu können andere Gifte im Blut, wie zum Beispiel Ammoniak, nicht normal bzw. genügend abgebaut werden. Gelangt zusätzlich Ammoniak aus dem Darm ins Blut, so werden die Muskulatur und das Gehirn schwer mit Giften beladen. Muskelschmerz, verringertes geistiges Leistungsvermögen, Kopfschmerz, Depressionen und viele Symptome mehr sind die zwangsläufigen Folgen.

Patient W.B.:

Verzweifelt berichtete Patient W.B., daß sein Hausarzt ihn schroff vor die Alternative, die Wahrheit zu gestehen oder einen anderen Therapeuten aufzusuchen, gestellt hatte. Was war geschehen? Herr W.B., der immer gerne die gute Küche liebte und auch nicht auf seine täglichen "Bierchen" verzichtete, litt seit Jahren an einer wachsenden Fettleber. Anfängliche Blut- und Ultraschalluntersuchungen, die Klagen über Druck im Bauch, Blähungen, Abgeschlagenheit, dauernde Müdigkeit, Arbeitsunlust, zeitweise Kopfschmerzen, die Beschwerde seiner Frau, daß mit ihm nichts mehr los sei, auch nicht im Bett, und vieles mehr, ergaben schnell die Diagnose: Fettleber. Die Therapie beinhaltete, außer einem absoluten Alkoholverzicht, eine vernünftige und gesunde Ernährung. Fest entschlossen, gesund zu werden, folgte Herr W.B. den Anweisungen des Hausarztes. Die

59

veränderte Lebensweise zeigte anfänglich schnell Verbesserungen des Allgemeinbefindens.

Routinemäßige Blut- und Ultraschalluntersuchungen waren nach anfänglicher Verbesserung später immer wieder niederschmetternd. An den Befunden änderte sich nichts. Mit den Monaten kamen auch die alten Symptome wieder, obwohl Herr W.B. sich standhaft an seine alkoholfreie Diät hielt, was er seinem Arzt auch immer wieder beteuerte. Nach mehreren Routinekontrollen mit unveränderter Befundlage platzte dem Arzt der Kragen: "Wenn Sie mich zum Narren halten wollen und weitersaufen, kann ich Ihnen nicht helfen. Entweder Sie sind ehrlich, oder Sie suchen einen Kollegen mit besseren Nerven!"

Das tat Herr W.B. prompt.

Auf Grund der beschriebenen Beschwerden erfolgte hier umgehend eine gründliche Stuhluntersuchung auf unphysiologische Bakterien und pathogene Pilze. Ergebnis: Er war hochgradig pilzbefallen mit Candida albicans. Eine konsequente Pilztherapie, mit strenger "Anti-Pilz-Diät" (incl. Verbot von Fleisch, Verbot von Obst und Gemüse am Abend) und entgiftenden und abwehrsteigernden Maßnahmen, folgte. Der aufgedunsene Bläh- oder Trommelbauch fiel innerhalb der ersten Behandlungstage förmlich in sich zusammen. Nach einem halben Jahr waren die Leberwerte wieder normal, das Allgemeinbefinden, das Familien- und Berufsleben wieder im Einklang.

Dieses Beispiel aus der täglichen Praxis zeigt deutlich, daß bei Herrn W.B. die "Giftküche Darm" in verhängnisvoller Weise nicht mit in die Diagnose und folglich auch nicht in die Therapie miteinbezogen wurde. Man darf nie vergessen, daß Hefepilze, bei der guten Betriebsstoffzufuhr und bei der idealen Temperatur von 37° C im Darm, gerade bei abwehrgeschwächten Personen in der Lage sind, rund um die Uhr in großen Mengen Alkohol zu produzieren - eine körpereigene Fuseldestille!

3.2. "DRINKLESS DRUNK", BETRUNKEN OHNE ZU TRINKEN!?

In den USA wird das Phänomen, betrunken zu sein, ohne Alkohol getrunken zu haben als "drinkless drunk" bezeichnet. Diese, zwischen Darmpilzbefall und Trunkenheitssymptomen bestehende Beziehung wird in Japan schon seit 30 Jahren untersucht und beschrieben (IWATA, 1976; IWATA & YAMAMOTO, 1977).

In Japan hat das Candida-Intoxikationsproblem deshalb auch schon lange einen eigenen Namen: metei-sho. Metei heißt betrunken, sho heißt Krankheit. Warum dieses Problem besonders in Japan zur Kenntnis genommen wird, in den USA und Europa aber kaum, mag auch daran liegen, daß Japaner generell weniger Alkohol vertragen als Europäer. Sie besitzen weniger alkoholabbauende Enzyme (Alkoholdehydrogenasen) als Europäer. Das gleiche ist auch von Eskimos bekannt. Der Alkoholabbau durch die Leberenzyme ist bei vielen Leberkranken ähnlich herabgesetzt, so daß die betroffenen Personen entsprechend weniger Alkohol vertragen als Gesunde. Somit haben wir auch einen großen Bevölkerungsanteil an "Leber-Japanern". Das bedeutet, daß das "drinkless drunk" - Problem uns genauso angeht, und daß wir diesem Problem erheblich mehr Aufmerksamkeit schenken müssen.

Leberkranke sind sowohl auf Grund ihrer Entgiftungs- als auch ihrer Abwehrschwäche besonders pilzgefährdet. Die Pilzdiagnostik gehört deshalb zu JEDER Leber-Routineuntersuchung!

4. WELCHE FAKTOREN BEGÜNSTIGEN PILZINFEKTIONEN ?

4.1. DIE EMPFÄNGLICHKEIT FÜR PILZERKRANKUNGEN. PRÄDISPONIERENDE FAKTOREN

Praktisch jeder kann von Pilzen befallen werden. Es gibt immer mehr Menschen, die Gefahr laufen, sich zu infizieren. Die Betroffenen sind dieser Möglichkeit weitgehend wehrlos ausgeliefert, es sei denn, sie informieren sich gründlich über Erkrankungsrisiken, über die Krankheitsbilder und über Verhaltensmaßregeln, die Pilzerkrankungen vermeiden oder heilen helfen.

Pilzerkrankungen lassen sich historisch weit zurückverfolgen, aber erst seit rund 40 Jahren haben wir es mit einer immer rasanter zunehmenden epidemieartigen Ausbreitung zu tun. Epidemie bedeutet Massenerkrankung bzw. Seuche innerhalb eines größeren Lebensraums.

GEMEINHARDT und Mitarbeiter (1976) schreiben in ihrem Buch "Endomykosen des Menschen" im Abschnitt "Sekundäre Mykosen - und moderne Therapie": "Es dürfte kein Zufall sein, daß Berichte über Mykosen nach Antibiotikabehandlung in den Nachkriegsjahren zuerst aus den USA, dann aus der Schweiz und darauf aus der BRD erschienen - entsprechend dem wachsenden Antibiotikaverbrauch dieser Länder. Auf Grund dessen wird vielfach die Meinung vertreten, daß mit dem Jahre 1940, dem Beginn der Antibiotikatherapie, eine neue Ära in der Geschichte der Medizinischen Mykologie angebrochen ist." Heute gibt es daran sicherlich nicht mehr die geringsten Zweifel.

Neben den Antibiotika sind es offensichtlich mehrere Risikofaktoren, die gerade in jüngster Zeit den Mißstand begünstigen. Vergleicht man die weltweite Situation, so ist die seuchenartige Verbreitung von Candida albicans und anderen (Hefe-)Pilzen ein Problem der hochentwickelten Länder. So kann man auch von einer Zivilisationskrankheit sprechen.

Es besteht heute kein Zweifel mehr, daß unsere allgemein übliche Lebensweise, in Kombination mit moderner Medizin und Umweltgiften, der hauptsächliche Verursacher der Pilzausbreitung ist. Es ist und bleibt daher in erster Linie ein hausgemachtes Problem!

PRÄDISPONIERENDE FAKTOREN

Generell sind Menschen besonders gefährdet, bei denen das Immunsystem durch krankheitsbedingte oder durch künstliche Faktoren - in der Regel Medikamente - geschwächt ist. Die wichtigsten prädisponierenden Faktoren, die zu einer Pilzinfektion führen, sind in Tabelle 2 aufgelistet.

Tabelle 2 Die wichtigsten prädisponierenden Faktoren
für eine Mykose.

Ernährungs-faktoren	Therapie-faktoren	Grunder-krankungen	allg. Ge-fährdungs-Situationen
erhöhter Zucker-konsum,	Antibiotika, Kortikoide, Immunsup-pressiva,	Diabetes mellitus, Magen-Darm-Ge-schwüre,	physiol. Zustand: Säugling, Schwanger-schaft,
"leichte Kost", zu wenig	Zyto-statika,	maligne Tumoren,	hohes Alter,
Ballaststoffe, zu viele	Bestrahlung,	Allergien, Infektions-	Stress,
falsche Fette, bes.	Katheter	krankheiten, (auch Grippe),	Promiskuität,
Schweine-fleisch		Asthma br., Rheuma,	Rauchen,
		M.Crohn, C.ulcerosa,	Drogen
		Leberer-krankungen, Anämie, AIDS.	mangelnde oder über-triebene Hygiene
			best. Sexual-praktiken

4.2 DIE RICHTIGE ERNÄHRUNG, EIN WICHTIGER FAKTOR BEI DER PILZBEKÄMPFUNG!

Die Nahrungsgrundlage der Hefepilze besteht einerseits aus Einfach- (z.B. Traubenzucker) und Zweifachzuckern (Rohr-, Frucht-, Malz-, jedoch kein Milchzucker), aber auch aus Mehrfachzuckern (Weißmehl). So bringt eine einseitige Ernährung mit diesen sogenannten "leeren Kohlenhydraten", die dem Körper zwar Energie zuführen, aber sonst ernährungsphysiologisch wertlos sind, eine hochgradige Pilzgefährdung. Die moderne Ernährung mit Weißmehlerzeugnissen, "fast food", Cola und Süßigkeiten stellt somit einen idealen Pilznährboden dar. Wenige Hefepilze vermehren sich dabei explosionsartig. Einige Hefepilzarten können ihre Individuenzahl unter solchen Bedingungen ca. alle 20 Minuten verdoppeln. So können aus einer einzigen Pilzspore über Nacht 8 Millionen Pilze heranwachsen. Das führt unter Umständen, selbst beim sonst gesunden Menschen, zu einer allmählichen Immunüberlastung und folglich zur Abwehrschwäche.

Die erfolgreiche Pilzbehandlung macht eine gezielte Diät, die von Prof. RIETH entwickelte "Anti-Pilz-Diät", unumgänglich. Ihr sind mindestens 50% des Therapieerfolges bei Hefepilzerkrankungen zuzuschreiben. Diese Diät wird ausführlich in Kap. 7.4 behandelt.

4.3 ANTIBIOTIKA UND KORTISON

Eine Reihe neuerer Arzneimittel, so gut und segensreich sie ohne Zweifel sind, schwächen unser Immunsystem, wenn sie übermäßig oder gedankenlos angewandt werden. Auf die historische Bedeutung der Antibiotikaentdeckung und die schlagartige Zunahme und Ausbreitung von Pilzerkrankungen wurde bereits in Kap. 4.1 hingewiesen.

Antibiotika

Alle diese Mittel haben die unerwünschte Wirkung, nicht nur bakterielle Krankheitserreger zu vernichten, sondern auch die lebensnotwendige Bakterienbesiedlung der Schleimhäute zu irritieren bis massiv zu schädigen. Allzuhäufig wird ein Kahlschlag der Bakterienbesiedlung verursacht. Dieser müßte eigentlich umgehend wieder mit therapeutischer Hilfe aufgeforstet werden. Man kann sich hier nicht mehr auf die automatische Regeneration, z.B der Darmflora, verlassen. Ein abgeschlagener Wald wird auch nicht sofort und automatisch wieder der gleiche Wald. Dies gilt besonders bei sehr empfindlichen Ökosystemen, so daß sich der Vergleich mit den katastrophalen Folgen der Rodung tropischer Regenwälder aufdrängt.

Die Beschwerden, beispielsweise einer Blasenentzündung, sind nach einer Antibiotikaeinnahme in der Regel zügig verschwunden, die Krankheit ist auf den ersten Blick überwunden. Allzuleicht kann es jedoch passieren, daß die Darm- und übrige Schleimhautflora unbemerkt Schaden nimmt.

Gerade viele Breitspektrum-Antibiotika töten nicht nur die "bösen", sondern immer auch die "guten", die für uns lebensnotwendigen Bakterien. CROOK (1986) schreibt, daß durch das "Freischießen eines Lebensraumes" mit Hilfe von Antibiotika den pathogenen Hefepilzen optimale Vermehrungsbedingungen geschaffen werden:

"Sie gehen auf, wie eine Wiese, die frisch gedüngt und bewässert worden ist."

In Tabelle 3 sind die Nebenwirkungen der Antibiotika zusammengefaßt.

Tabelle 3 Die Nebenwirkungen der Antibiotika

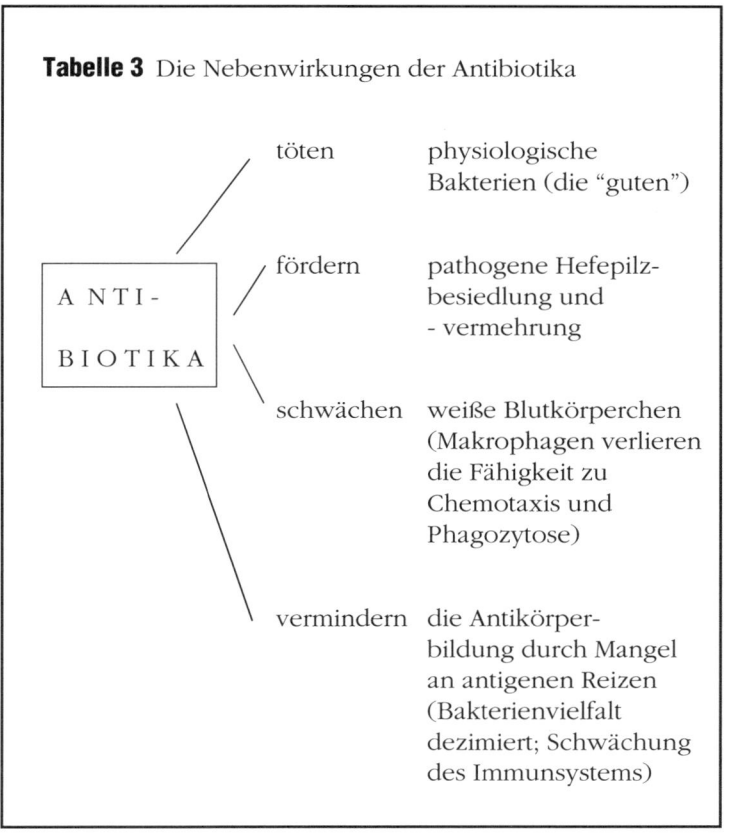

	töten	physiologische Bakterien (die "guten")
ANTI-BIOTIKA	fördern	pathogene Hefepilzbesiedlung und -vermehrung
	schwächen	weiße Blutkörperchen (Makrophagen verlieren die Fähigkeit zu Chemotaxis und Phagozytose)
	vermindern	die Antikörperbildung durch Mangel an antigenen Reizen (Bakterienvielfalt dezimiert; Schwächung des Immunsystems)

Durch eine herabgesetzte Bakterienvielfalt werden die Abwehrkräfte geschwächt, weil bei zu wenigen Bakterienarten die Anzahl der antigenen Reize herabgesetzt ist. Durch dieses fehlende "immunologische Training" ist der Körper dann nicht in der Lage, bei einer möglichen Infektion mit pathogenen Bakterien mit der Produktion der notwendigen spezifischen Immunglobuline (Antikörper) zu reagieren. Darüber hinaus ist eine ökologische Nische entstanden, die von mehr oder weniger zufällig anwesenden Hefepilzen sofort besetzt werden kann. Diese erzeugen wiederum Pilzgifte, die zusätzlich das Immunsystem schwächen, z.B. durch die enzymatische Spaltung des Immunglobulins A (näheres in Kap. 7). Aus einer Antibiotikabehandlung, die die Darmflora beeinträchtigt (Dysbiose), kann sich somit im Extremfall eine massive Immun-Mangelsituation entwickeln.

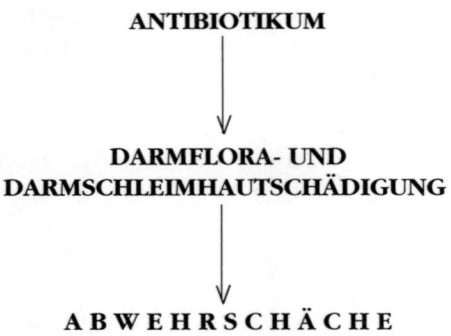

ANTIBIOTIKUM

$\vee$

**DARMFLORA- UND
DARMSCHLEIMHAUTSCHÄDIGUNG**

$\vee$

A B W E H R S C H Ä C H E

SCHLEICHER (1988) formuliert die Folgen eines gedankenlosen Umgangs mit Antibiotika folgendermaßen: " Durch gehäufte Antibiotikatherapien wird eine Infektanfälligkeit provoziert und der Entwicklung chronischer Krankheiten Tür und Tor geöffnet."

KORTISON

Kortison, genauer Kortikoide oder Kortikosteroide, werden heute vermehrt zur Behandlung allergischer und autoimmuner Erkrankungen (z.B. Asthma, Neurodermitis, div. Ekzeme, Lupus erythematodes, verschiedene Rheumaformen, Darmentzündungen u.v.m.) eingesetzt. Wie bei den Antibiotika muß auch hier auf den unschätzbaren Nutzen von Kortikoiden, besonders in Akutphasen von gefährlichen Krankheiten, nachdrücklich verwiesen werden.

Kortikoide sind Immunsuppressiva, d.h. sie schwächen gezielt das Immunsystem, das aus bestimmten, meist nicht bekannten Gründen aus den Fugen geraten ist. Dabei entstehen zwangsläufig immer Nebenwirkungen. Das Nutzen/Schaden-Risiko muß demnach bei dieser Therapiemethode besonders sorgfältig abgewogen werden.

Kortikosteroide leisten, auf Grund ihres antiphlogistischen (entzündungshemmenden) Effektes der Ausbreitung von Pilzen höchsten Vorschub (WEGEMANN, 1986). Nach BADER (1965, 1972) spielen Kortikosteroide bei der Entstehung von Pilzerkrankungen eine größere Rolle als Antibiotika.
Aus naturheilkundlicher Sicht ist die Kortisonbehandlung von chronischen Erkrankungen, wie beispielsweise Neurodermitis, Asthma bronchiale oder chronische Darmentzündungen (Morbus Crohn oder Colitis ulcerosa), geradezu kontraindiziert (nicht anwendbar). Leicht übertrieben könnte man sagen, daß die Kortisonlangzeittherapie erst in die chronische Krankheit führt, auf längere Sicht ein tragischer therapeutischer Irrweg. Daher sollte Kortison ausschließlich in dramatischen Akutsituationen verabreicht werden.

Kortikosteroide wirken sich nachteilig besonders auf die Funktion der T-Lymphozyten und das ganze zelluläre Abwehrsystem aus. Die Bedeutung und Funktion der T-Lymphozyten wird in

Kap. 7 beschrieben. Die Folge einer Kortikoidbehandlung ist letztlich eine erhöhte Infektanfälligkeit gegenüber Bakterien, Viren und Pilzen (SCHLEICHER & SCHMITT, 1989). Die Wirkung von Kortikoiden auf die einzelnen zellulären Elemente des Immunsystems ist in Tabelle 4 dargestellt.

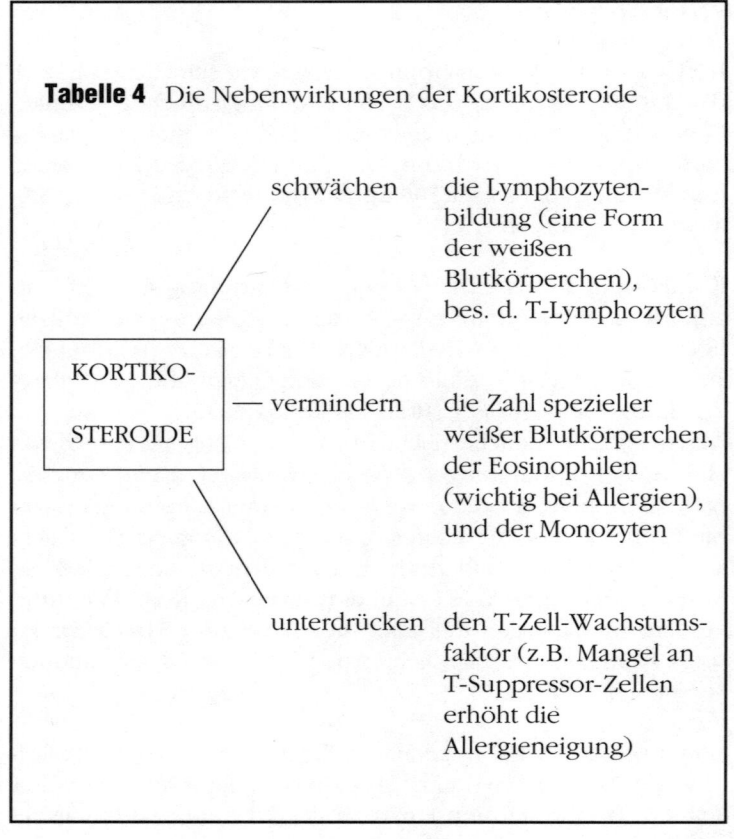

Tabelle 4 Die Nebenwirkungen der Kortikosteroide

KORTIKO-STEROIDE

schwächen die Lymphozyten-bildung (eine Form der weißen Blutkörperchen), bes. d. T-Lymphozyten

vermindern die Zahl spezieller weißer Blutkörperchen, der Eosinophilen (wichtig bei Allergien), und der Monozyten

unterdrücken den T-Zell-Wachstums-faktor (z.B. Mangel an T-Suppressor-Zellen erhöht die Allergieneigung)

4.4 HORMONE

Auch Hormone wie die Anti-Baby-Pille verändern besonders die Basisflora der Vaginalschleimhaut und erleichtern dadurch den Hefepilzbefall.

Die "Pille" sowie eine häufig übertriebene Genitalhygiene sind offensichtlich so unnatürlich, daß heute 70 % aller jungen Frauen kein biologisches Scheidenmilieu mehr haben (LAUFS, 1983). LAUFS berichtet auch, daß 50 % der Frauen mit Reizblase in ihrem Blasen-Harnleiter-Bereich Candida- und Trichomonadenpositiv sind. Demanch fordert er, daß jede Vaginalsekretuntersuchung auch eine Untersuchung auf diese Erreger beinhalten muß. Die Trichomonaden (Einzeller, wichtige Erreger von Vaginalentzündungen) sind zudem oft die Schlepper von Candida! Auf das Problem des immer wiederkehrenden (rezividierenden) Ausflusses unzähliger Frauen wurde bereits in Kap 1.5 näher eingegangen.

4.4.1 DAS SPEZIELLE PROBLEM DER ZUCKERKRANKEN.

Auch hormonelle Grunderkrankungen wie die Zuckerkrankheit (Diabetes mellitus) sind mit einem besonders hohen Pilzrisiko behaftet. Die Patienten weisen einen erhöhten Zuckerspiegel im Blut und im Gewebe auf und scheiden Traubenzucker mit dem Urin aus. Davon können Hefepilze wie Candida albicans profitieren, denn Glukose ist für sie der ideale Nährboden.

Bei einem starken, häufig auch therpieresistenten Mund-Soor (weißer Belag oder Flecken der Mundschleimhaut, fruchtig riechend) bei jungen bis mittelalten Patienten spricht man in diesem Zusammenhang auch von einem "Signal für Diabetes" (RIETH, 1987).

71

Ein wichtiger Grund für die Pilzgefährdung des Zuckerkranken liegt auch in seiner speziellen Ernährungsform. Er darf z.b. Diätmarmelade essen, die statt Glukose Fruktose (Fruchtzukker) enthält. Fruktose ist aber ein idealer Bau- und Betriebsstoff für pathogene Hefepilze, da sie als Monosaccharid für die Hefepilze besser angreifbar ist als z.b. das Disaccharid Saccharose (Kristallzucker). So können gerade beim Diabetiker kleinste Diätfehler zu einer massiven Pilzvermehrung führen. Die ersten Symptome sind häufig Mundschleimhautentzündungen, Mundwinkelrhagaden (Risse in den Mundwinkeln) und Probleme mit dem Gebiss. Als spätere Folgen kommen z.b. ein Blähbauch, Stuhlgangsschwierigkeiten, Urogenital- eventuel auch Bronchialbeschwerden vor.

Zu diesem Thema richtet RIETH (1989) an den Therapeuten folgenden Satz: "Die Aussage, daß sich hinter einer hartnäckigen Mykose ein Diabetiker verstecken kann, soll in beide Richtungen zielen:

1. Bei chronischen Hefemykosen auf Diabetes und Praediabetes (Vorstadium von Diabetes) untersuchen.

2. JEDEN Diabetiker auf Pilze untersuchen."

4.4.2 DIE SCHWANGERSCHAFT

Auch die Schwangerschaft bringt hormonelle Veränderungen mit sich. Damit erhöht sich das Risiko einer Pilzinfektion. Seit langem wird nach einer bundeseinheitlichen Regelung zur pilzfreien Geburt aufgerufen. Sie soll die Pilzvorsorge und -eliminierung vor und während der ganzen Schwangerschaft vorschreiben. Das geschieht zum einen, um das Kind vor einer Hefepilzinfektion während der Geburt zu schützen, zum anderen, um Mutter und Kind während der Schwangerschaft vor einer pilzbedingten Abwehrschwäche durch Mykotoxinbelastung zu schützen.

Für den Säugling ist immer die Mutter die Hauptinfektionsquelle. In einer Untersuchung von BLASCKE-HELLMESSEN (1968) an 375 Säuglingen und Kleinkindern bis zu 2 Jahren und deren Müttern wurden bei 35 bis 40 % der Mütter Candida albicans in der Mundhöhle nachgewiesen. Ein Drittel dieser Frauen hatte auch pilzinfizierte Kinder. Waren die Mütter pilzfrei, so waren nur 3% der Kinder mit Pilzen befallen.

Jüngste Untersuchungen an Schwangeren stimmen optimistisch. Der Befall der Geburtswege mit pathogenen Pilzen soll in den letzten Jahren drastisch abgenommen haben. Nach einer Untersuchung von BEGEMANN und SPLANEMANN (1989) soll die Candida albicans- Befallsrate von 30 % der Schwangeren in den siebziger Jahren heute auf auf eine Rate von etwa 8% gefallen sein.

4.5 DAS KLEINKIND - DER ALTE MENSCH

Bestimmte Altersgruppen, die Säuglinge und Kleinkinder sowie alte Menschen, sind erhöht pilzgefährdet. Bei der ersten Gruppe muß sich das Abwehrsystem erst etablieren, bei der zweiten Gruppe nehmen die Abwehrkräfte langsam ab.

Bei Säuglingen sind besonders die untergewichtigen bedroht. Eine amerikanische Studie von R.G. FAIX (1989) ergab, daß untergewichtige Neugeborene unter 1500 g erhöht pilzanfällig sind. Dabei begünstigten in einzelnen Fällen Antibiotikabehandlungen und Intubationen die Entstehung von invasiven Candidosen zusätzlich.

Säuglinge, die Candida albicans in ihren noch fast keimfreien Darm bekommen, in dem sich die Hefepilze hemmungslos ausbreiten können, schreien häufig übermäßig und werden von heftigen Blähungen geplagt. Es ist dann typisch, daß sogenannte Entschäumer, wie das bekannte Präparat LEFAX, entweder nur kurze oder gar keine Besserung bringen. Wird nicht schnell und gezielt behandelt, so haben wir es mit dem heutzutage fast typischen infektanfälligen Säugling oder Kleinkind zu tun. Diesen Kindern steht dann nicht selten eine höchst verhängnisvolle Antibiotika- und Kortison- "Karriere" bevor. Gerade beim Säugling und Kleinkind ist die Stuhlkontrolle auf Hefepilze, auch beim kleinsten Verdacht, angezeigt. Besser ist eine Untersuchung zuviel als zuwenig, denn hier werden die Weichen fürs Leben gestellt!

Unter den alten Menschen sind die bettlägerigen, die chronisch kranken und die adipösen (fettleibigen), in deren Hautfalten Candida ein ideales Lebensmilieu findet, besonders pilzanfällig. Ein Krankenhausaufenthalt bringt, selbst bei scheinbar vorbildlichen hygienischen Verhältnissen und Vorbeugemaßnahmen, sehr leicht eine begleitende, oft lange unerkannte Pilzinfektion mit sich. Krankenhäuser sind nie keim- und erst recht nicht pilzfrei. Deshalb muß gerade auch diese Umgebung eines Kranken als potentielle Pilzgefahr ins Kalkül gezogen werden.

4.6 STRESS UND ANDERE PILZGEFAHREN

Stress, hier ist der unangenehme Stress, der Dysstress gemeint, bedeutet grundsätzlich eine Mehrbelastung des Immunsystems. Immunschwächesituationen sind bei anhaltendem Stress vorprogrammiert und damit steigt auch die Gefahr, sich mit Pilzen zu infizieren. Die Ausgangssituation ist höchst unterschiedlich, z.b. Belastungen im Beruf, in der Familie, durch einen schweren Schock, einen Unfall, einen Partnerverlust und viele Möglichkeiten mehr.

Das Abwehrsystem und das Gehirn - und damit auch die Seele - sind, wie wir heute aus der modernen Psycho-Neuro-Immunologie wissen, viel enger miteinander verknüpft, als man lange annahm. Das Gehirn hat bei vielen Abwehrfunktionen offensichtlich sogar steuernde Funktionen. So ist es nicht verwunderlich, daß psychische Belastungen die Verknüpfung zwischen Gehirn und Immunsystem nachhaltig stören können. Das Resultat erkennt man eventuell erst, wenn sich als Folge der Abwehrschwäche die Schleimhautökologie verändert hat, was wiederum der Ansiedlung und Ausbreitung von pathogenen Hefepilzen zugute kommt.

Die Zusammenhänge zwischen Stressfaktoren und verschiedenen Krankheitssymptomen lassen sich in einer Kausalkette folgendermaßen darstellen:

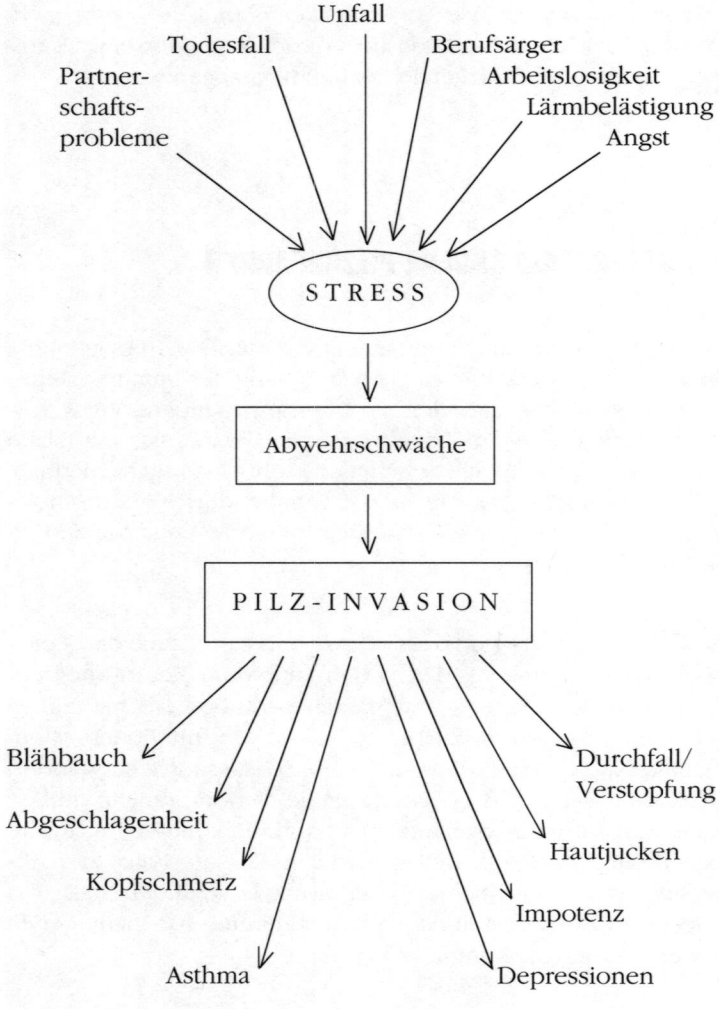

Abb. 6 *Die Beziehung zwischen psychischen Belastungen (Stress) und der Entwicklung pilzassoziierter Erkrankungen.*

4.7 SEXUALITÄT UND GENITALMYKOSEN - KEIN HEIKLES THEAMA MEHR

Der Sexualität kommt bei der Verbreitung von Erregern aller Art eine zentrale Bedeutung zu. Das ist nicht erst seit dem Auftreten von AIDS bekannt. Neben dem "Ping-Pong-Effekt" (ständige Neuinfektionen von Partner zu Partner), der bei Pilzen nicht nur durch Geschlechtsverkehr, sondern auch schon durch Küssen oder sogar "nur" durch Hautkontakt zum Tragen kommt, muß gerade hier auf die diversen Sexualpraktiken hingewiesen werden. Da pathogene Hefepilze bei einem Infizierten sozusagen " von oben bis unten" anzutreffen sind, spielen orale Sexualpraktiken eine sehr wichtige Rolle bei der Pilzübertragung. Auf die Bedeutung dieser "vertikalen Ping-Pong Infektion" (RIETH, 1989), insbesondere auch für die Erforschung des Infektionsweges, wurde bereits in Kap. 1.5 hingewiesen (s.a. Abb. 5).

Infektionsmöglichkeiten, die sich aus dem Sexualleben zwangsläufig ergeben, müssen offenherzig erkannt und besprochen werden. Es handelt sich bei Pilzinfektionen NICHT um eine Geschlechtskrankheit. Gerade Männer haben bei diesem Gesundheitsproblem mit der offenen Aussprache nicht selten ihre Probleme. Offenheit und Vertrauen zwischen den Partnern und gegenüber dem Therapeuten sind nötig und lassen so den Anlaß der Beschwerden schnell und leicht beheben.

5. DAS IMMUNSYSTEM - WIE FUNKTIONIERT UNSERE KÖRPEREIGENE ABWEHR?

5.1 DER TÄGLICHE KAMPF - DER TÄGLICHE SIEG

"Jede Krankheit greift tief in das Immunsystem ein. Darum ist keine Therapie erfolgreich ohne Beistand des Immunsystems."
Prof. Dr.Dr.h.c. H. Freiherr von Kress

Zu jeder Zeit wird der Körper mit Krankheitserregern konfrontiert. Sie dringen vor allem durch den Mundraum in die Luftwege und in den Magen-Darm-Trakt ein. In den Darm gelangen sie über den Speichel und die Nahrung.

Alle Eindringlinge, wie Bakterien, Pilze, Viren und chemische Stoffe, sind grundsätzlich als Angreifer zu verstehen, gegen die sich der Körper mit einer Armada von Abwehrfunktionen wehren muß. Die "Abwehrarmee" ist in mehrere Abwehr- bzw. Verteidigungslinien gegliedert. Natürlich versucht das Abwehrsystem den Feind so früh wie möglich außer Gefecht zu setzen, d.h., bevor er überhaupt mit dem Körper direkt in Kontakt kommt.

Zu diesem Zweck produzieren die Schleimhäute aus unzähligen Drüsen unentwegt einen Schleimfilm, der den Eindringlingen bereits den Weg versperrt. In und auf diesem Film patrouilliert und arbeitet eine große Armee von "Wachposten", die in Einheiten mit verschiedenen Aufgaben gegliedert ist. Es sind die Antikörper und verschiedene Arten weißer Blutkörperchen, u.a. Freßzellen (Makrophagen), die alles Fremde aufspüren und verschlingen können. Ein gesunder Mensch verspürt von diesen

78

dramatischen Kriegsgefechten überhaupt nichts. Erst, wenn die erste Abwehrbarriere geschwächt ist und von Angreifern durchbrochen werden kann, wird es spürbar und zugleich gesundheitsgefährlich. Noch stehen weitere starke Abwehrmöglichkeiten zur Verfügung, die in den meisten Fällen in der Lage sind, die Eindringlinge zu vernichten. Diese Schlachten spielen sich im Blut, in der Lymphe und in anderen Geweben ab. Auch die Krebsabwehr gehört zu diesem alltäglichen Geschehen.

Der berühmte Hygieniker Max von Pettenkofer demonstrierte 1890 seinen Studenten dieses erstaunliche Abwehrphänomen: Vor den entsetzten Augen der Zuschauer trank er ein gefülltes Glas mit Cholerabakterien. Sie hätten in ihrer Zahl gereicht, um einen ganzen Ort zu infizieren. Der Wissenschaftler blieb aber kerngesund. So konnte er vorführen, daß ein gesundes Abwehrsystem durchaus in der Lage ist, eine Flut von krankmachenden Keimen erfolgreich abzuwehren.

5.2. WAS SCHÄDIGT UNSER IMMUNSYSTEM?

Inzwischen leben wir aber in einem Jahrhundert der Immunschwächen. In der Krankheit AIDS zeigt sich nur der Gipfel des Eisberges. Trotz modernster Medizin nehmen viele Krankheiten zu; z.b. erkranken jährlich in Deutschland ca. 1OO.OOO Menschen neu an Krebs. Auch zunehmende Hauterkrankungen, Allergien und andere chronische Krankheiten sind wahrscheinlich die Folge des Immunsystemverfalls. HESS(1989) formuliert die Ursachen der Immunschädigung drastisch so: "Zu den immunschwächenden Faktoren gehören die um sich greifende Ernährung mit minderwertigen, industriell erzeugten Produkten, die chemische Umweltvergiftung, die über Luft, Wasser und Nahrung auf den Menschen zurückschlägt, der Mißbrauch von Alkohol, Nikotin und Drogen, die Unterdrückung normaler Krankheiten, z.b. Kinderkrankheiten, durch Impfungen, durch die das Immunsystem gestärkt würde, der maßlose Einsatz harter, gesundheitszerstörender Medikamente (vor allem der überbordete Antibiotikakonsum und die Unterdrückung der Immunabwehr, z.b. durch Kortison), Strahlentherapien." Insgesamt ist eine falsche Lebenshaltung an gesunden und kranken Tagen, wie sie heute weit verbreitet ist, für die angeschlagene Gesundheit der Nation verantwortlich.

5.3. DAS ABWEHRSYSTEM DER SCHLEIMHÄUTE

Die Darmschleimhaut, deren Oberfläche der Fläche eines Tennisplatzes gleichkäme, schützt sich durch einen Schleimfilm, der von spezifischen Schleimproduzenten (Becherzellen) sezerniert wird und verschiedene Abwehrkörper enthält. Die Abwehrstrategie besteht darin, die Eindringlinge (Antigene) als solche zu erkennen und umgehend unschädlich zu machen.

Die Nahrungszusammensetzung aus Kohlenhydraten, Fetten und Proteinen dient zum einen der Ernährung, d.h. zum allgemeinen Energie- und Baustoffbedarf, zum anderen muß sich der Organismus damit auseinandersetzen, daß Nahrungsmittelproteine und andere Stoffe aus der Nahrung antigene (allergie- oder abwehrstimulierende) Eigenschaften besitzen. Der Darm muß somit als Nahrungsaufnahme- (Resorptions-) und als Immunorgan zugleich fungieren.

Als Endresultat der Erfassung sämtlicher Stoffe, die in den Magen-Darm-Trakt gelangen, werden Antikörper gegen alle fremden Stoffe gebildet und anschließend in den Schleimhautschutzfilm abgegeben.

Speziell produzierte Antikörper sind auf jeweils nur einen Antigen-Typ programmiert, bzw. sie sind so gebaut, daß sie genau an ein Antigen passen, ähnlich wie das präzise Andocken eines Raumschiffes an eine Raumstation. So wird ein Antigen-Antikörper-Komplex oder Immunkomplex gebildet, der das Antigen arbeitsunfähig macht und damit eliminiert.

5.3.1 FRONTSOLDATEN DER SCHLEIMHAUT

Millionen verschiedener Antikörper werden von sogenannten
B-Zellen im Körper gebildet, u.a. auch im Inneren der Darmschleimhaut (Mucosa). Antikörper sind sogenante Immunglobuline (Ig) mit verschiedenen Funktionen, auf die jeweils ein
Buchstabe hinwiest, z.B IgA, IgE usw. Jeder Antikörper-Typ ist
speziell maßgeschneidert auf ein bestimmtes Antigen oder auf
eine noch nicht bekannte Antigen-Variante, auf die der Antikörper evtl., nach dem Wahrscheinlichkeitsprinzip, paßt. Von jeder
"Serie", die einmal auf ein Antigen gepasst hat, wird der Bau-
plan in einer B-Gedächtniszelle gespeichert, um bei einem erneuten Kontakt sofort reproduktions- und reaktionsfähig zu
sein. Diese Vorgänge dürfen nicht unkontrolliert ablaufen.
Könnte die Antikörperherstellung nicht gestoppt werden, würde der Mensch innerhalb kürzester Zeit seine Eiweißreserven
aufbrauchen. Die Abwehrstrategie muß also genau gesteuert
werden. Diese Aufgabe übernehmen verschiedene T-Lymphozyten. Dabei deutet der Buchstabe T auf den Entstehungsort
hin, denn diese Zellen reifen in der Thymusdrüse heran und
werden hier auf ihre spätere Funktion trainiert. Deshalb werden
Extrakte der Thymusdrüse in der biologischen Medizin auch zur
Immunstimulation therapeutisch verwendet.

Für die Steuerung der Abwehrvorgänge werden T-Helfer- und
T-Suppressor- (= Hemm-) Zellen entwickelt. Die T-Helfer-Zel-
len bekommen mit Hilfe von Freßzellen (Makrophagen, genauer: Antigen-präsentierende Zellen, APZ) Informationen aus vorderster Front. Daraufhin regen sie die B-Zellen zur speziellen
Antikörperproduktion an. Die Informationsträger sind sogenannte Botenstoffe, die Interferone und andere Cytokine, die
u.a. in der heutigen Krebstherapie erfolgversprechende Thera-
pieansätze bieten. Läuft die Antikörperproduktion, so muß sie
auch wieder abgeschaltet werden. Haben genügend Antikörper
ihr Ziel, die Antigene, erreicht, so erfahren die T-Suppressor-
Zellen es und stoppen ihrerseits den gesamten Abwehrvorgang
(Abb. 7):

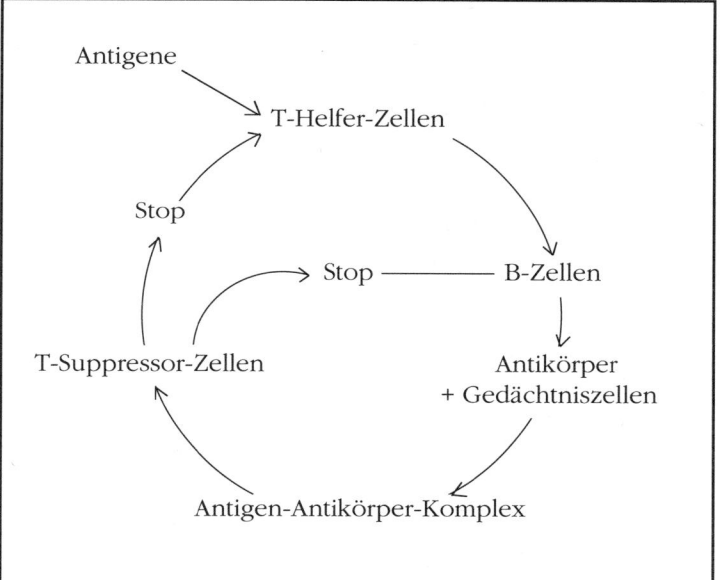

Abb. 7 *Modell über die Immunregulation als Interaktions-Regelkreis zwischen Helfer- und Suppressorzellen (modifiziert nach ROITT et al., 1987).*

Zu diesem Antikörperproduktions- und -blockierungssytem kommt eine Reihe zusätzlicher Helfer, um den Feind abzuwehren. Es sind vor allem verschiedene Freßzellen (Makrophagen) und stark spezialisierte T-Zellen, die T-Killer-Zellen, die in der Lage sind, sich in den Feind (meistens eine Zelle) hineinzubohren und sie zu sprengen. Dieser Vorgang ist besonders bei der Tumorbekämpfung von Bedeutung.
Bei Allergikern des Soforttyps I (z.B. Asthma, Neurodermitis, Heuschnupfen) liegt die T-Suppressor-Zellaktivität überdurch-

schnittlich häufig unterhalb des Normalbereichs. Eine Allergie ist nämlich nichts anderes als eine überschießende Immunreaktion, bei der durch zu wenig bremsende Anteile ein Abwehrvorgang nicht schnell genug zum Stoppen gebracht wird.

5.3.2. DIE SYMBIOSE ZWISCHEN DER DARMSCHLEIM-HAUT UND DER DARMFLORA

Auf der gesunden Schleimhaut des Darmes, der Bronchien und der Vagina tummelt sich ständig eine Vielzahl von Bakterien, deren Gesamtheit als Darm-, Bronchial- und Vaginalflora bezeichnet wird. Diese Bakterienbesiedlung ist neben dem Schleimfilm eine weitere Schutzeinrichtung gegen Eindringlinge und ist darum als Teil des Immunsystems zu verstehen. Auch von diesem Teil des Abwehrsystems ist unsere Gesundheit und sogar unser Leben abhängig. Zum einen helfen die physiologischen Bakterien, unphysiologische bis giftige und krankmachende Keime aus ihrem Lebensraum zu vertreiben und auch zu töten, und zum anderen versorgen sie die Schleimhautzellen mit Mineralien, Vitaminen und vor allem mit Energie, in Form von Säuren (z.B. Milchsäure, Essigsäure, Propionsäure, Bernsteinsäure), die sie aus Kohlenhydraten herstellen und so den Zellen verfügbar machen. Auf diese Mithilfe sind die Schleimhautoberflächenzellen (Epithelzellen oder Enterozyten) elementar angewiesen, denn sie bekommen nur 30% ihres Energiebedarfs über die Blutbahn, mit der sie nicht direkt in Verbindung stehen, zu 70% werden sie von der Darmflora versorgt. Dafür bekommen die Bakterien Endprodukte, die in den Epithelzellen anfallen, zurück, u.a. Bicarbonat-Anionen aus dem Zitronensäurezyklus, wodurch ihr Lebensmilieu stabilisiert wird. Dieses Zusammenleben, in dem jeder von jedem abhängig ist, wird Symbiose genannt. Die Bakterien der Flora werden deshalb auch als Symbionten bezeichnet, die Verhältnisse im Darm werden Darmsymbiose genannt.

Zwischen den Epithelzellen der Schleimhaut befinden sich Lymphozyten. Das sind spezialisierte Abwehrzellen, die die Eigenschaft besitzen, Informationen aus vorderster Front an tiefer gelegene Abwehrlinien und auch an das Gehirn weiterzuleiten.

Es ist besonders wichtig, auf die relativ komplizierten darmökologischen und -physiologischen Beziehungen zwischen den Schleimhautzellen und der Bakterienflora einzugehen. Dieser Komplex ist einer der Schlüssel für das Verständnis biologischer Behandlungsstrategien.

Diese Zusammenhänge wurden schon lange "geahnt", sie sind seit jeher eine Säule der Erfahrungsheilkunde, auf die sich von Hippokrates über Paracelsus bis Kneipp auch die Therapeuten der Gegenwart stützen. Es ist heute die moderne immunologische Forschung, die in vielen komplexen Arbeiten die Richtigkeit des überlieferten Wissens bestätigt.

Erstaunen und Unverständnis löst deshalb heute der Mißstand aus, daß dieses Wissen noch allzuhäufig, insbesondere in der klinischen Medizin, z.b. bei der Therapie von chronischen Darmerkrankungen, wie Colitis ulcerosa oder Morbus Crohn u.a., unbeachtet bleibt und keinen Einzug in die Therapie hält. Man liefe dann allerdings Gefahr, daß die gängige klinische Behandlungspraxis mehr oder weniger ad absurdum geführt würde.

6. DAS IMMUNORGAN DARM UND DIE DARMSYMBIOSE

Der Magen-Darm-Trakt galt lange als zwar komplizierter, aber in seiner Aufgabe einseitiger Verdauungskanal. Das Erfahrungswissen aus der Naturheilkunde zusammen mit den heutigen Kenntnissen auf dem Gebiet der Immunologie über die Darm- und Schleimhautfunktionen bestätigen bzw. untermauern die hervorragende Bedeutung des Darmes als Immunorgan ersten Ranges.

Aus immunologischer und darmökologischer Sicht ist das Zusammenspiel dreier wichtiger Faktoren für die Funktion des Darmes als Immunorgan von primärer Bedeutung. Es sind die physiologische bzw. residente Darmflora mit ihrem symbiontischen Verhältnis zu den Enterozyten (Schleimhautepithelzellen), die Produktion der Antikörper vom Typ Immunglobulin A und die Funktion von hochspezialisierten Schleimhautepithelzellen, den M-Zellen, und den dazugehörenden Lymphgeweben (Tab. 5). Die Störung des "ökologischen Gleichgewichts" zwischen diesen Faktoren begünstigt die Entwicklung und Unterhaltung chronischer Erkrankungen.

Tabelle 5 Wichtige Parameter für die Basisfunktionen des Schleimhautimmunsystems

■ **Darmsymbiose zwischen der residenten Darmflora und dem Darmepithel**

■ **Immunglobulin A-Stimulation und -Produktion**

■ **Die M-Zell-Funktion**

6.1 DAS ÖKOSYSTEM DARM UND SEINE GLIEDERUNG IN SAUERSTOFFÖKOTOPE

Die intakte Darmflora umfaßt eine Vielzahl von Bakteriengattungen. Man geht heute von ca. 400 Bakterienarten aus, von denen die meisten den Anaerobiern (im sauerstoffreien Lebensraum lebend) zugerechnet werden. Auch unter intakten Verhältnissen herrscht im Ökosystem Darm ein hochempfindliches

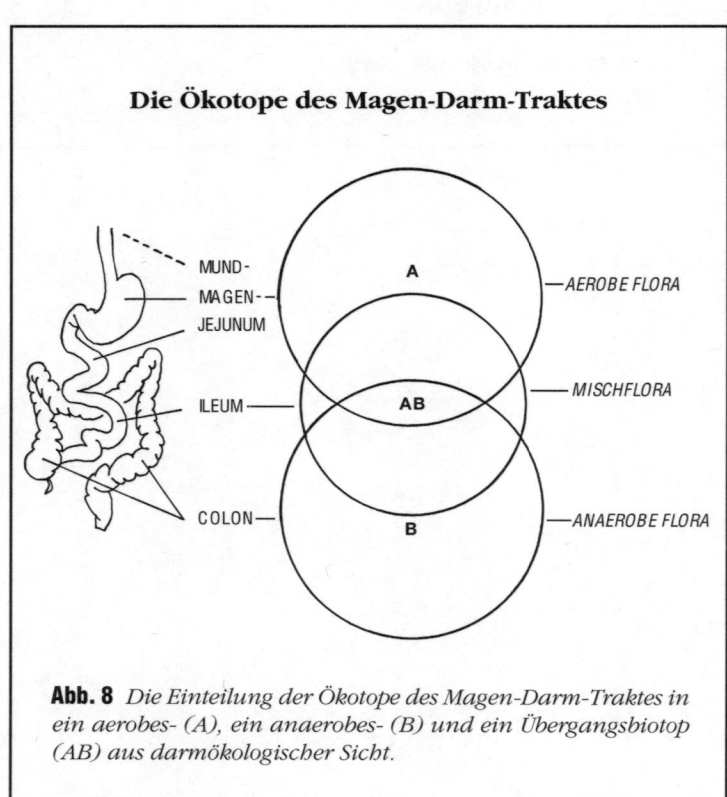

Abb. 8 *Die Einteilung der Ökotope des Magen-Darm-Traktes in ein aerobes- (A), ein anaerobes- (B) und ein Übergangsbiotop (AB) aus darmökologischer Sicht.*

Gleichgewicht, das sich durch komplizierte Antagonismus-Beziehungen stabil hält.

Die residente Darmflora läßt sich an Hand der Sauerstoffbedingungen des Magen-Darm-Traktes in drei Ökosysteme untergliedern. In sich abgegrenzte Lebensräume stellen der vordere Abschnitt (Mund- Magen-vorderer Dünndarm) mit relativ viel Sauerstoff (aerobe Fäulnisflora) und der hintere Darmabschnitt, bzw. der gesamte Dickdarm, ohne jeden Sauerstoff dar (anaerobe Gärungsflora). Zwischen diesen beiden extrem unterschiedlichen Arealen läßt sich ein Überschneidungsgebiet erkennen, das sich vor allem auf den terminalen Dünndarm, das Ileum, erstreckt. Hier sind Bakterien sowohl aus aeroben als auch aus anaeroben Gebieten, wenn auch nur vorübergehend, lebensfähig. Man kann demnach von einer besonders heterogenen Artenvielfalt ausgehen. Pathogene und nützliche Darmbakterien sind oft nahe Verwandte mit sehr ähnlichen Eigenschaften. Der ständige Kontakt des Immunsystems mit der normalen Darmflora provoziert kontinuierlich die Produktion von Antikörpern, die auch die pathogene Verwandtschaft kontrollieren.

Symbolisch lassen sich die Ökotope mit den Bezeichnungen System A, System AB und System B abkürzen (Abb. 8). Für das Gebiet A und B sind aus der Mikroflora jeweils sogenannte Leitformen bekannt, die zum einen eine Stabilisationsfunktion innerhalb ihrer Bakterienpopulationen ausüben und gleichzeitig therapeutisch effizient genutzt werden können. Es sind dies im sauerstoffreichen Areal Lactobacillus acidophilus und im sauerstofffreien Areal Bifidobakterium longum und Colibakterien.

DAS ILEUM - ZENTRUM IMMUNOLOGISCHER AKTIVITÄT

Die größte anatomische Auffälligkeit des Ileums besteht in der großen Anzahl an Peyerschen Plaques (Solitärfollikel, Peyersche Haufen), knötchenartige Anhäufungen von Lymphknoten in der Darmwand, die hier in die Submucosa (Bereich unter der Schleimhaut) reichen (Abb. 9). Sie zählen zum sogenannten darmassoziierten Immunsystem, abgekürzt GALT oder MALT ("**g**ut bzw. **m**ucosa **a**ssociated **l**ymphoid **t**issue"). Dieses System setzt sich aus lymphatischen und nichtlymphyatischen Zellen zusammen. Sie liegen straßenförmig in sogenannten Peyerschen Platten zu fünf bis zu einigen Hundert zusammen. Die Zahl der Platten wird mit fünfzehn bis fünfzig angegeben. Mit einem Durchmesser von 1 bis 12 cm liegen sie parallel zur Längsachse des Darmes gegenüber dem Mesenterialansatz (Darmaufhängung). Die Kontraktionswellen des Darmes, die den Chymus (Nahrungsbrei) hin und her schieben, gewähren somit sowohl die optimalen Kontaktmöglichkeiten mit den M-Zellen als auch eine gute Sekretionsverteilung.

Die wesentliche Aufgabe der Peyerschen Plaques besteht darin, potentiell pathogene Antigene von nicht bedeutsamen Antigenen zu unterscheiden. Da im Darm die größte Auseinandersetzung mit der Umwelt stattfindet, muß gerade hier die passende Immunantwort auf zahlreiche Antigene, wie Bakterien, Viren, Pilze, Toxine, Nahrungsmittelbestandteile, gefunden werden. Dieses komplexe Abwehrsystem, das Immunorgan Darm, schwerpunktmäßig lokalisiert im Ileum, aber auch in vorgeschalteten Abwehrarealen wie dem Nasen-Rachen-Raum, steht an vorderster Stelle der Immunabwehr des ganzen Organismus.

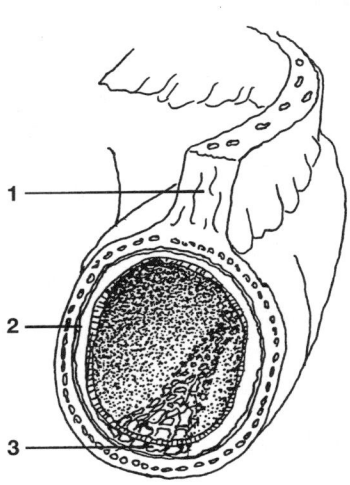

Abb. 9 *Morphologie des menschlichen Darmrohres im Bereich des terminalen Dünndarmes (Illeum).*

1 Mesenterium, 2 Darmwand, 3 Peyersche Plaques.

6.2 DIE BEDEUTUNG DER DARMFLORA ALS IMMUNGLOBULIN A - STIMULATOR

Der residenten Darmflora kommt aus immunologischer Sicht die große Bedeutung zu, kontinuierlich eine möglichst große Vielfalt an potentiellen Antigenen zu liefern. Physiologische und pathogene Bakterien sind in der Regel sehr nahe Verwandte, wobei der Übergang von harmlos bis gefährlich sehr fließend ist. Der ständige Kontakt des Immunsystems mit der normalen Darmflora und die Stimulierung zur entspechenden Antikörperproduktion hält auf diese Weise auch die pathogene Verwandtschaft der Darmflora in Schach. Zusammen mit den externen Antigenen führt dieses "immunologische Training" zu einer Dauerstimulierung der IgA-Produktion. Sekretorisches IgA wird zum größten Teil in das Darmlumen sekretiert und ist das wesentliche Instrument für die Abwehrstärke der Schleimhäute und damit des ganzen Organismus. Beim Eintritt ins Darmlumen werden die Antikörper mit einer Hülle aus Glykoproteinen umgeben, um gegen eine Verdauung im Darm geschützt zu sein. Dieser Vorgang wird die "sekretorische Komponente" genannt, so daß man von "sekretorischen Antikörpern" (sIgA) spricht (Abb. 10, S. 95). Es wird vermutet, daß die sekretierten IgA-Antikörper ca. die Hälfte der gesamten Antikörperproduktion des Organismus ausmachen (WEIZEL, 1886). Umgekehrt entwickelt sich aus einer verminderten IgA-Produktionsstimulierung, z.b. durch eine iatrogene (durch ärztliche Therapie verursachte) Darmflorastörung, die mit Immunsuppressiva behandelt wird, eine Abwehrschwäche der Schleimhäute mit den unterschiedlichsten, je nach Dispostion gelagerten Folgeerkrankungen, wie z.B. chron. Magen-Darm-Erkrankungen, Allergien und Hauterkrankungen (Neurodermitis).

Nach STICKL (1986) scheint die Bildungs- und Sekretionsfähigkeit von sekretorischem IgA, die von ihm als "Pförtner auf den Schleimhautoberflächen" bezeichnet wird, bei einigen Men-

Tabelle 6 Faktoren für Defekte im Immunglobulin A - Haushalt

- **genetische Prädisposition zu geringer IgA-Bildung und Sekretion (Ausgleich teilweise durch IgE)**

- **verringerte Stimulation der IgA-Bildung (Dysbiose)**

- **Toxine (div. Umwelttoxine, Rauchen (Kadmium), Kortikoide, Immunsuppressiva, Antirheumatika, Mykotoxine, u.v.m.)**

- **Mykoenzyme: proteolytische Spaltung von sIgA durch die Carboxylproteinase von Candida albicans**

- **Vitamin-, Mineralstoffmangel (Antioxidantienmangel), z.B. Vit. A,C,E, B5, Zink, Selen u.a.**

schen verringert zu sein. Hier ist dann anzunehmen, daß das Immunglobulin E aus dem zweiten Glied der immunologischen Abwehr hervortritt. Im Normalfall kommt dem IgE eine untergeordnete Rolle in der Bekämpfung von Parasiten (Würmern) zu. Diese immunologische Störung oder Fehlreaktion, IgE statt IgA, ist eine der wichtigsten Hintergründe der Allergieentwicklung. Neben dem erworbenen oder veranlagungsbedingten IgA-Mangel kommen nach STICKL (1986) als spätere äußere Noxen

(Krankheitsursachen), die zu einer IgA-Erniedrigung führen, z.B. Rauchen, Alkohol-, Kortison-, Azetylsalizylsäure-, Anti-Rheumatika- und Zytostatikaeinnahme in Betracht. Die wahrscheinlich wichtigste Noxe ist aus heutiger Sicht in einem pathologischen Pilzbefall zu sehen, der mit enzymatischer IgA-Zerstörung einhergeht. Die wichtigsten Faktoren für Defekte im Immunglobulin A - Haushalt sind in Tabelle 6 aufgeführt.

6.3 DIE BEDEUTUNG DES IMMUNGLOBULINS A FÜR DIE ABWEHR

Das Immunglobulin A wird von Plasmazellen (B-Lymphozyten) in der Schleimhautmucosa gebildet. Die größte Zahl der IgA-Produzenten befindet sich im Bereich des Zwölffingerdarmes, also am Anfang des Dünndarmes. Die B-Lymphozyten bekommen die Information zur IgA-Produktion, wie häufig angenommen, nicht an Ort und Stelle. Die meisten Antigene werden im hinteren Dünndarm, im Bereich der Anhäufung von Peyerschen Plaques und M-Zellen, via M-Zelle tiefer liegenden Lymphozyten präsentiert. Diese wandern dann über die Lymphgefäße in das Zirkulationssystem ein, d.h. über den Ductus thoracicus (ein in der Brusthöhle verlaufender Lymphkanal) in die Blutbahn, und kehren von hier über die Blutgefäße zum Darm zurück. In Lymphfollikeln bilden sie sich zu Plasmazellen um und synthetisieren IgA-Antikörper (Abb.10). Hiervon geht aber nur ein Teil direkt ins Darmlumen für die lokale Abwehr. Ein wesentlicher IgA-Anteil erreicht wiederum die Blutbahn und gelangt erneut via Leber und Gallenflüssigkeit in das Darmlumen.

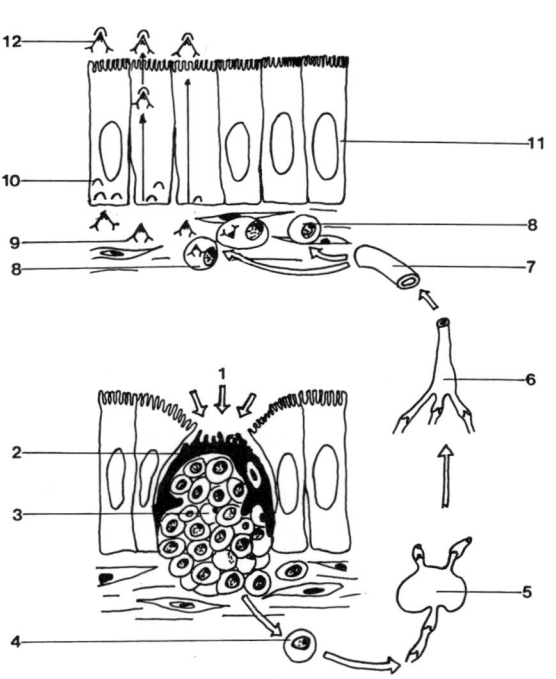

Abb. 10 *Schematische Darstellung des sekretorischen Immunsystems Darm: Antigene(1) gelangen über M-Zellen(2) in das lymphatische Gewebe der Peyerschen Plaques(3). Nach Antigenkontakt wandern die Lymphozyten(4) durch das Lymphgefäßsystem(5) und erreichen via Ductus thoracicus(6) die Blutbahn(7). Aus dem Blutkreislauf kehren sie in die Schleimhäute zurück (z.b. Magen-Darm-Trakt, Mund-Rachen-Raum, Blase-Harnleiter, Tränenflüssigkeit) und entwickeln sich hier zu Plasmazellen(8), die das Immunglobulin A (9) sekretieren. Das IgA reagiert mit der sog. sekretorischen Komponente(10), die von den Epithelzellen(11) gebildet wird. Das IgA gelangt durch die Epithelzelle als sIgA (12) auf die Schleimhaut. (Modifiziert nach WALKER A.W. & K.J. ISSELBACHER, 1977).*

Ein Teil des IgA's wird auf diese Weise in verschiedene andere Schleimhäute, wie z.b. die Speicheldrüsen, sezerniert. Die Wirkung oraler Immunstimulierung bei Vakzinationen und bei der ASAN-Therapie, z.b. bei Allergien oder auto-aggressiven Krankheitsbildern, ist durch diesen Verteilungsmechanismus, von der Darmschleimhaut in andere Schleimhäute, zu erklären.

Das IgA, das über den Blutweg die Leber erreicht hat, wird hier abgefangen und durch das Zytoplasma in die Gallenkapillaren geschleust (rezeptorvermittelte Endozytose). Über die Gallenkapillaren gelangen die Antikörper durch die Gallenwege, Gallenblase und Gallengang, in den Darm. Der Gallengang enthält die fünffache IgA-Konzentration wie das zirkulierende Blut. Bei einem Verschluß der Gallenwege steigt der IgA-Spiegel im Blut entsprechend drastisch an und fällt im Darm ab.

Zusammengefaßt führen Antigene, insbesondere Moleküle aus der Nahrung und Darmbakterien, im Bereich ihrer größten Vielfalt, nämlich im terminalen Dünndarm, dem Ileum, d.h. weit entfernt von der Eintrittspforte Mund, zur gezielten Stimulation der Antikörperbildung via M-Zellen. Daraufhin gewährleistet erst der Verteilungsmechanismus M-Zelle - Lymphsystem - Blutbahn - Schleimhäute oder Gallenflüssigkeit die Antikörperbereitstellung an den Orten ihres Bedarfs, nämlich zuerst im Mund-Rachen-Raum und im Zwölffingerdarm (Duodenum). Außerdem gelangen auf diese Weise IgA-Antikörper in alle Schleimhautareale des Körpers, wie z.b. Speicheldrüsen, Tränendrüsen, Milchdrüsen, Nasennebenhöhlen-, Blasen- oder Vaginalschleimhaut.

Für die Therapie von Abwehrstörungen ist dieser Mechanismus des sekretorischen Immunsystems Darm äußerst wichtig. Oral aufgenommene Antigene führen hauptsächlich zur IgA- und später zur IgG-Antwort, parenteral verabreichte, d.h. injizierte Antigene zuerst zur IgM-Immunantwort (WEIZEL, 1986) (Tab. 7). Das Immunglobulin M verkörpert den vorherrschend "frühen" Antikörper gegen infektiöse Organismen, während das Immunglobulin G als der wichtige Antikörper der sekundären Immunantwort wirkt (ROITT et al.,1987). Beide Immunglobuline entfalten ihre Abwehrleistung vorwiegend außerhalb des Blutgefäßsystems im Bindegewebe. Da mit Krankheiten wie Allergien oder rheumatischen Krankheitsformen primär IgA-Defekte einhergehen, muß gerade hier die orale Immuntherapie beachtet werden (s.Kap.7.9). Wie die renommierte amerikanische Fachzeitschrift SCIENCE (4, 1991, Research News: "Testing of Autoimmune Therapy begins") berichtet, kommt der oralen Verabreichung von Antigenen ("antigen feeding works like a vaccine") bei der Therapie autoaggressiver Erkrankungen, insbesondere des rheumatischen Formenkreises, nach jüngsten Forschungsarbeiten eine bahnbrechende Bedeutung zu. Hier wird eine zukunftsträchtige Alternative zu sogenannten "hightech" Therapieverfahren, also sehr aufwendigen Verfahren, gesehen. Wenn sich diese Therapieform wie erwartet weiter durchsetzt, sagt R. NUSSENBLATT vom National Eye Institut in Bethesda, Maryland (USA): " ist es allzu erstaunlich, daß etwas derartig Einfaches funktioniert."

Tabelle 7 Die primäre Immunantwort nach oraler oder parenteraler (per Injektion) Immunisierung

ORALE - Immunisierung

—> **IgA-, IgG-Immunantwort**

PARENTERALE - Immunisierung

—> **IgM-Immunantwort**

6.4 DIE M-ZELLEN (DAS "INNERE AUGE")

M-Zellen ("microfolded-cells"), die eine filigranere Oberflächenstruktur als die Mikrovilli (Zytoplasmafortsätze) der Epithelzellen aufweisen, sind nach heutigen Untersuchungen die Orte der Schleimhaut, an denen bevorzugt die Antigene des Darmlumens dem darmassoziierten Immunsystem präsentiert werden (TRITTEL, 1990). Die M-Zellen werden auch übertragen als "inneres Auge" bezeichnet. Morphologisch gehören die M-Zellen zu den Peyerschen Plaques und fungieren für diese als Kontaktoberfläche zur Außenwelt bzw. zum Darmlumen. Die M-Zellen der Peyerschen Plaques wölben das Epithel stellenweise domartig empor, so daß die Zotten verstreichen und das Epithel flacher wird. Sie werden im Gegensatz zu den sie umgebenden Epithelzellen nicht von einem schützenden Schleimfilm überdeckt. Ein Teil ihrer Funktion besteht darin, aus dem riesigen Antigenspektrum, das ununterbrochen den Verdauungskanal passiert, die Moleküle aufzunehmen, deren Antigenität erhalten geblieben ist. Die Aufnahme über die M-Zellen zur Weiterleitung an die Lymphozyten (Abb. 10) führt auf diese Weise zu aktiven Immunantworten.

Den M-Zellen kommt u.a. auch eine zentrale Bedeutung in der Pathogenese allergischer Erkrankungen zu. Erste Hinweise gab die klinische Beobachtung, daß Frauen, die auf Grund ihrer Krebserkrankung mit Cyclosporin A therapiert wurden, auffällig häufig nach kurzer Zeit an einer Milchallergie litten. Da das Immunsuppressivum Cyclosporin A bei der Applikation Magenbeschwerden verursachte, wurde zur besseren Verträglichkeit die Einnahme zusammen mit Milch empfohlen. Im Tierversuch konnte dann bestätigt werden, daß Cyclsporin A die Mikrostruktur der M-Zellen der Darmschleimhaut zerstörte, so daß es zu einer unkontrollierten und vermehrten Milchmolekülaufnahme kam (SEIFERT & SAß, 1989). Es ist anzunehmen, daß Nahrungsmittelbestandteile mit antigener Wirkung bei verstärkter Resorption zu einer Allergie führen können. Heute bestätigt eine Reihe weiterer Untersuchungen, daß bei Allergien, insbesondere Nahrungsmittelallergien, der Einfluß immunsuppressiver Medikamente hinterfragt werden muß (MÜLLER et al., 1989). Wie in Tabelle 8 dargestellt, lassen sich die Faktoren, die M-Zell-Schädigungen hervorrufen in drei Gruppen unterteilen.

Tabelle 8 Wesentliche Faktoren für Schädigungen der M-Zelle, bzw. der M-Zellmembran.

- **Immunsuppressiva**

- **Toxine, Mykotoxine**

- **Antioxidantien-Mangel**

6.5 DER CIRCULUS VITIOSUS DER DARMFLORA-SCHÄDIGUNG (DYSBIOSE)

Heute tragen in erster Linie Fehlernährung und iatrogene Faktoren zur Schädigung der Darmsymbionten bei: Immunsuppressiva wie Antibiotika, Sulfonamide, Kortikoide, Zytostatika und Hormone, insbesondere die Anti-Baby-Pille, sowie Strahlenbelastung, z.b. im Rahmen einer Chemotherapie.

Von dieser Situation profitieren in immer größerem Maße fakultativ humanpathogene Hefepilze, an vorderster Stelle Candida albicans, die auf Grund ihrer Enzyme und Mykotoxine wiederum immunsuppressive Eigenschaften besitzen. Sie können die Qualität und Quantität des sekretorischen Immunglobulins A stark vermindern. Auch eine mögliche toxische Beeinträchtigung der M-Zellfunktion und der T-Zellproduktion (bes. T-Suppressorzellen) durch Hefepilztoxine ist zu diskutieren. Bis heute konnte sich innerhalb von wenigen Jahrzehnten eine "Pilzepidemie", die inzwischen die Hälfte der Bevölkerung erfaßt hat, ausbreiten. Hinzu kommen verstärkt Umwelttoxine wie Schwermetalle, Konservierungs- und Farbstoffe in Nahrungsmitteln, denaturierte Nahrungsmittel allgemein, Aflatoxine u.v.m. als Störfaktoren der Darmflora in Betracht.

Mykotische Dysbiosen führen also zur Ausbreitung pathologischer Keime und damit zu einem unkontrollierten und vermehrten Einstrom von Antigenen via M-Zellen bzw. Lymphbahn, wodurch die allergische Sensibilisierungsgefahr steigt. Insbesondere M-Zell-Defekte führen zu erhöhten und unkontrollierten Allergenexpositionen (Tab. 9).

Durch die verringerte Bakterienartenvielfalt ist die IgA-Produktion herabgesetzt, weil das sogenannte "immunologische Training" fehlt. Darüber hinaus unterliegen diese Immunglobuline wahrscheinlich der enzymatischen Spaltung durch Hefeenzyme

Tabelle 9 Die Bedeutung der intakten bzw. defekten M-Zelle für die Allergenexposition

intakte M-ZELLE

—> limitierte Allergenaufnahme
—> kontrollierte Allergenexposition

defekte M-ZELLE

—> unlimitierte Allergenaufnahme
—> unkontrollierte bzw. vermehrte Allergenexposition

und werden dadurch außer Gefecht gesetzt. Da gegen Candida albicans und andere pathogene Hefepilze außerdem kein bakterieller Abwehr- oder Konkurrenzdruck besteht, stehen den Pilzen so gut wie keine Feinde mehr im Schleimhautareal entgegen. Ihrer "Schleimhautkarriere" und dem unkontrollierten Einstrom von Antigenen steht nun nichts mehr im Wege.

Aus diesen Gesichtspunkten, auch wenn einzelne Aspekte noch der endgültigen wissenschaftlichen Zustimmung bedürfen, muß gefolgert werden, daß zwischen der rasanten Zunahme bestimmter Erkrankungen, z.B. Allergien, Krebs, Magen-Darm- oder rheumatische Erkrankungen, und der Schädigung der Darmökologie, bzw. der Darmschleimhaut und der Darmsymbionten, durch pathogene Hefepilze ein kausaler Zusammenhang besteht. Dieser soll im folgenden Kapitel über die "Ursachen der Allergie" kurz verdeutlicht werden.

6.5.1 URSACHEN DER ALLERGIE

Die erblich bedingte allergische Veranlagung bzw. Disposition geht vor allem mit einem erhöhten Immunglobulin E-Spiegel und einem gestörten Verhältnis zwischen den T-Helfer- und T-Suppressorzellen (Ts) mit verringerter Ts-Menge einher (Überempfindlichkeitstyp I). Erhöhte IgE-Werte werden aber auch bei völlig Gesunden beobachtet. Diese Faktoren müssen also nicht für die volle Entwicklung einer Allergie ausreichen. Für den Ausbruch bedarf es wahrscheinlich mehrerer zeitlich verknüpfter Auslöser. Man spricht dann von einem "allergischen

Tabelle 10 **Faktoren für die Entstehung einer Allergie.** Am "allergischen Durchbruch" sind mehrere Faktoren beteiligt. Oft werden erst nach dem Zusammenkommen mehrerer dieser Begleitumstände allergische Symptome ausgelöst.

- **genetische Veranlagung, IgE erhöht; evtl. genetisch bedingter IgA-Mangel**

- **Allergenexposition**

- **verminderte T-Suppressoraktivität**

- **Virale Infektionen (dadurch z.B. erhöhte Histaminausschüttung)**

- **erworbener IgA-Mangel**

Durchbruch" bzw. vom "Konzept des allergischen Durchbruchs" (ROITT et. al., 1987). Folgende Faktoren für den Ausbruch einer Allergie lassen sich zusammenfassen (Tab. 10).

Für wesentliche Faktoren, die für den Ausbruch einer Allergie verantwortlich gemacht werden können, wie:

- Allergenexposition

- T-Suppressor-Zell-Mangel und

- IgA - Mangel

können auf Grund der erörterten Hintergründe pathogene Hefepilze wie Candida albicans im hohen Maße als Verursacher in Frage kommen.

Durch therapeutisches Denken und Handeln, aber auch durch die Lebensweise allgemein, müssen die ausgeführten Zusammenhänge ausgewertet und umgesetzt werden. Die Pilz-Invasion und damit die pilzassozierten Krankheiten werden sonst unweigerlich ihren Siegeszug fortsetzen!

7. DIE PILZBEKÄMPFUNG

7.1. DIE WARNSIGNALE DES KÖRPERS

Chronische Erkrankungen haben in der Regel eine lange, oft eine jahre- und jahrzehntelange, von unterschiedlichen Faktoren verursachte Entwicklungsgeschichte (Pathogenese). Eine Krankheit bricht erst wirklich spürbar aus, wenn sich einiges angesammelt hat, oder wie man sagt, wenn "das Maß voll ist". Zu diesem Zeitpunkt ist man allzuhäufig geneigt, den letzten Tropfen, der das Faß zum Überlaufen brachte, als Hauptschuldigen oder Hauptverursacher des Gesamtübels verantwortlich zu machen. Die zwangsläufige Behandlung trägt dann auch meist nur dieser Kurzsichtigkeit Rechnung. Nur den letzten Tropfen zu therapieren wird unweigerlich Mißerfolge bzw. weiteres Leiden bringen. Die weiterhin ungebremste Zunahme der chronischen Erkrankungen hat mit Sicherheit auch hier ihre Wurzeln.

Die Krankheitsentwicklung basiert am häufigsten auf der zeitlichen Summierung mehrerer Faktoren, wobei jeder einzelne Faktor allein häufig nicht pathogen ist. Hierzu gehört zuerst die Veranlagung (Disposition), die jeder mit in die Wiege gelegt bekommt. Weitere Faktoren wären z.b. die Fehlernährung, Vitamin- und Mineralstoffmangel, seelische Belastungen, lange Medikamenteneinnahme, Gifte wie Tabak und Alkohol, Umweltbelastungen u.v.m..

Durch die natürliche Abwehrkraft des Körpers kann der Mensch lange vieles wegstecken, sozusagen als Handgepäck mittragen, ohne daß wesentliche Störungen auftreten. Der eine kann dies mehr als der andere. Hier, wie in anderen Dingen, gleicht kein Mensch dem anderen.

Mutet man seinem Körper aber immer mehr solcher Lasten zu, so zeigen sich irgendwann zaghafte Signale. Sie können sich z.b. in zeitweisen Kopf- oder Gliederschmerzen, in allgemeiner Unlust, Müdigkeit, Gereiztheit, Verdauungsbeschwerden, Konzentrationsschwäche und in vielen anderen Symptomen mehr oder weniger merklich äußern.

Wer seine eigenen Signale versteht, wird sich evtl. von seinen kleinen Sünden trennen und sich alsbald besser fühlen. Einige Lasten werden wieder über Bord geworfen, und die Gesundheit atmet merklich auf.

Leider erkennt nur der versierte Betroffene oder Therapeut jetzt schon, daß die Gesundheit stark angegriffen und gefährdet ist. Die ersten Hilferufe dürfen nicht überhört werden! Es ist eigentlich das Grundanliegen der sogenannten Präventivmedizin, den Menschen vor einer Krankheit zu schützen, d.h. Krankheitsvorsorge zu betreiben. Die Wirklichkeit sieht heute aber häufig anders aus. Während im alten China nur diejenigen Ärzte angesehen waren, die in ihrem Arbeitsgebiet am wenigsten Kranke hatten, ist es heute eher so, daß viele Therapeuten über die Ergebnisse einer konsequenten Präventivmedizin wenig erfreut sind, weil die lukrativen Einnahmen durch die kostspieligen Langzeittherapien chronischer Erkrankungen ausbleiben.

Wird die Belastbarkeit des Menschen überschritten, bricht er unweigerlich unter dieser Überlast zusammen. Die Krankheit tritt nun endgültig zutage. Es ist anzunehmen, daß unser Immunsystem und unsere Entgiftungsfähigkeit, besonders der Leber, durch die explosionsartige Zunahme von chemischen Verbindungen ihre Leistungsgrenzen immer schneller erreicht haben. Die Evolution des Menschen, d.h. die stammesgeschichtliche Entwicklung, hat diese extremen und schnellen Änderungen der Lebens- und Umweltbedingungen nicht vorhersehen können. Die üblichen Zeiträume für die Evolution, d.h. Veränderungen des Erbmaterials in winzigen Schritten über Tausende von Jahren, sind in der heutigen schnellebigen Zeit einfach zu lang. Der Körper kann sich also noch gar nicht auf diese Bedingungen eingestellt haben.

Um die Gesundheit wiederherzustellen, müssen nun die krankheitsverursachenden Faktoren Schritt für Schritt eliminiert werden. Ein Großteil kann durch eine veränderte Lebensweise beseitigt werden. Andere Faktoren, wie die Pilzvergiftung bzw. das PAK-Syndrom, müssen gezielt Schritt für Schritt vom Fachmann behandelt werden. Jeder in diesem Sinne Kranke muß sich auf einen wochen-, monate- oder manchmal auch jahrelangen Weg zur Wiederherstellung seiner gestörten Gesundheit einstellen. Dies erfordert an erster Stelle eine disziplinierte Eigenleistung an sich selbst, aber auch eine Unterstützung durch die Umgebung, wie z.B. die Familie. Das wird nicht schwer fallen, wenn die nötigen Zusammenhänge durchschaut und verstanden werden.

7.2 AM ANFANG STEHT DIE DIAGNOSE

Auf die Frage, wie man eine Mykose diagnostiziert, antwortet T. Wegemann:

"Am wichtigsten: daran denken".

Erhebt sich der Verdacht auf eine pilzbedingte oder pilzbeteiligte Symptomatik, sei es aus der Anamnese (Krankheitsgeschichte), aus dem akuten Beschwerdebild (z.b. Blähungen) oder aus anderen Diagnoseverfahren, so müssen letztendlich immer der Stuhl oder gegebenenfalls das Sputum oder der Urin auf humanpathogene Pilze untersucht werden.

Im Falle eines möglichen Infektionsweges an der Körperoberfläche des Kranken, z.B. vom Fußpilz zum Mund oder von den Genitalien zum Mund (s. Kap. 2.6), ist es unumgänglich, auch diese möglichen Pilznester mykologisch zu untersuchen. Hier sei daran erinnert, daß bei der Probennahme von der Haut der Leitsatz "vom Gesunden zum Kranken" zu beachten ist. Näheres siehe Fachliteratur, z.B. HEBER, W. und H.HAUSS "Mykologische Techniken in der ärztlichen Praxis". Schwarzeck-Verlag München, 1983.

Bei mykologischen Laboruntersuchungen muß leider immer noch ein nachdrücklicher Hinweis erteilt werden, damit eine exakte und zumindest semiquantitaive Pilz-Arten-Bestimmung wirklich erbracht wird. Dies kann nur mit Hilfe spezieller Kultur- und Assimilationsverfahren erreicht werden. Man muß leider immer noch davon ausgehen, daß viele Fachlabors diese Technik weder betreiben noch beherrschen.

Die Labordiagnose "Candida positiv", leider immer noch nicht ausgestorben, ist fahrlässig und für das Labor höchst peinlich. Es gibt ca. 14O Candida-Arten, davon sind die meisten nützlich, wie z.B. die Bäckerhefe (Candida robusta), die Kefirhefe (C. kefir) oder die Bierhefe (C. cerevisiae), und nur relativ wenige sind humanpathogen, wie vor allem Candida albicans, C. parapsilosis, C. tropicalis, C. krusei u.a.. Die Artbestimmung ist also unerläßlich. Durch falsche oder oberflächliche Pilzdiagnostik erzielte falsch-negative Befunde sind selbstverständlich folgenschwere Fehler, aber leider auch heute noch an der Tagesordnung!

Ein "mitdenkendes Pilzlabor" sollte überdies aber auch über ein ungewöhnlich hohes Vorkommen an nicht krankheitserregenden (apathogenen) Pilzen, wie dem Milchschimmel (Geotrichum candidum) oder Penicillium- und Aspergillus-Arten, die in großen Mengen auch stören können, mitinformieren. Man muß davon ausgehen, daß diese Pilze eine allergische Potenz besitzen und teilweise als sogenannte maskierte Allergene fungieren.

Informationsmöglichkeiten zur mykologischen Laboruntersuchung bieten z.B.:

Gemeinschaftspraxis für Naturheilkunde
Drs. D. Kuhlmann und H. Brodersen
Stadtweg 2
24837 Schleswig
Telefon (0 46 21) 2 20 01

PHARMA-LABOR "Blankenese"
Flamweg 132-134
25335 Elmshorn

LABOR DRS. HAUSS
Kieler Str. 71
24332 Eckernförde

7.3. DER THERAPIEPLAN

Die erfolgreiche Behandlung innerer Pilzerkrankungen muß sich, wie geschildert, mit sehr verschiedenen Ausgangsfaktoren und Störungen auseinandersetzen. Zuerst muß die Lebensweise des Erkrankten, besonders in Bezug auf die Ernährungsweise und die Hygiene, erfragt werden, dann müssen mögliche Veranlagungen (prädisponierende Faktoren) ermittelt werden sowie eine Medikamentenanamnese (z.B. frühere Einnahme von Antibiotika) durchgeführt werden.

Beim Pilzproblemen ist häufig folgende Kausalkette zu erwarten:

- Einnahme von darmfloraschädigenden Arzneimitteln; Fehlernährung

- Gestörte Darmflora (Dysbiose)

- Pilzbefall der Schleimhäute

- Störung der Schleimhautfunktion, IgA - Mangel, M-Zell-Defekte, Vitamin- und Mineralstoffmangel (Abwehrschwäche)

Jeder einzele Faktor für sich stellt dabei eine Erkrankung dar oder kann eine solche auslösen. In der Regel folgen die Faktoren aber zwangsläufig aufeinander und münden so, wie bereits geschildert, gemeinsam im Pilzteufelskreis (Abb. 1).

Entsprechend dieser Ausgangssituation läßt sich die ganzheitliche Therapie zusammenfassend in vier große Behandlungskomplexe untergliedern, die zeitlich ineinandergreifen sollten:

109

A: Aufklärung über Hintergründe und Ernährung -
Die Anti-Pilz-Diät

B: Die antimykotische Therapie -
Ausrottung aller gefährlichen Pilze

C: Die Sanierung der Darm- bzw. Schleimhautflora

D: Die Stärkung des Immunsystems, Entgiftung

Im einzelnen muß der Ablauf der Behandlung folgendermaßen
aussehen:

- speziell ausgerichtete Ernährung (Anti-Pilz- Diät; Aushungern der Pilze durch Zuckerentzug; Aufbau eines gesunden
Darmmilieus)

- radikale Ausrottung der pathogenen Hefepilze im Körper
und auf der Körperoberfläche ("Ohne Pilze keine Mykosen!"); Pilzdiagnostik durch ein fachkompetentes Labor!

- rasche Wiederherstellung der physiologischen Darm- bzw.
Vaginalflora, insbesondere der Anaerobier; Symbioselenkung
(z.B. Orthoflor A + Orthoflor B)

- Stärkung des Immunsystems z.b. durch Antioxidantien (z.B.
in Rp. NYSTATUR); Immunologisches Training, besonders
bei Atopie (Allergiebereitschaft), z.B. mit Hilfe der ASAN-
THERAPIE (= ISF-Therapie)

- Allgemeine Entgiftung mit bioaktiven Flavonoiden (z.B. Matrix MTA) und Ausleitung über Leber und Niere

- spezifische Entgiftung der Mykotoxine durch Auto-Nosoden
bzw. Autovaccine

110

- Vitamin-, Fettsäuren- und Mineralstoffsubstitution
- Endgültige Eliminierung von Restinformationen aus dem Grundgewebe (Grundmatrix nach Pischinger) z. B. durch MORA-Therapie (z. B. A-B-A-S BIOENERGETIK; Automatischer Bandpaß Analog Scanner:
  ● Übertragung elektromagnetischer Informationen, Inversschaltung, automatischer Bandpaß, Verstärkung von 1- bis 10.000fach
  ● Übertragung elektromagnetischer Informationen auf geeignete Trägermaterialien für Autovakzine, Organampullen, Homöopathika, BERA u. a.
  ● Differenzierung physiologischer und pathogener Schwingungen mittels analogem und automatischem Bandpaß
  ● Therapie mit körpereigenen Schwingungen, bes. in der Allergietherapie
  Fa. Duo//Nature, 24837 Schleswig) oder BERA-Therapie.

In der zeitlichen Abfolge beginnt die Therapie sozusagen auf der "makromolekularen und mikrobiologischen Ebene" und endet, sich in immer tiefere Ebenen vorarbeitend, in der sogenannten "feinstofflichen" oder "informellen Ebene".

Im makromolekularen und mikrobiologischen Therapiebereich beginnt die antimykotische Behandlung mit dem Wirkstoff Nystatin gefolgt von symbioselenkenden Maßnahmen (Bakteriensubstitution, Milieuregulierung). Parallel dazu wird die orale Eigenblut-Adsorbat-Therapie, die ASAN(ISF)-Therapie, eingesetzt. Auto-Nosoden, homöopathische Aufbereitungen aus körpereigenen Stoffen oder Erregern (näheres s.Kap. 7.9.), hier naheliegend aus Candida albicans des Stuhlbefundes, aber auch aus Bakterien und Sektreten des betroffenen Patienten, beginnen mit den niedrigen Potenzen D6 und D8 und steigen über D12 und D 2O auf D30 im Sinne der Arnth-Schulz'schen Regel: "Erst Aktivierung, dann Eliminierung!" In dieser Weise gelangt die Therapie von der molekularen in die feinstoffliche (nicht molekulare) Therapieebene.

Die Therapieschritte im einzelnen:

7.4 DIE ANTI-PILZ-DIÄT

Hefepilze brauchen zum Leben organischen Kohlenstoff, am besten in Form von einfachen Zuckern wie der Trauben- und Fruchtzucker. Je mehr sie bekommen, um so schneller vermehren sie sich. Ausschlaggebend für ihr Wohlbefinden, und damit für das für uns gefährliche Treiben, ist unsere Ernährungsform. Soll ein befallener Magen-Darm-Trakt erfolgreich entpilzt werden, so muß auch eine hierauf ausgerichtete Diät eingehalten werden. RIETH (1985) entwickelte mit diesem Hintergrund die inzwischen allseits bekannte "Anti-Pilz-Diät". Im folgenden werden die erweiterten Ernährungsrichtlinien für die Pilztherapie wiedergegeben, wie sie der Leiter des Arbeitskreises für Ernährungstherapie e.V. in Mainz, Herr W. GEHNER, auf der Basis der Rieth'schen Anti-Pilz-Diät, formuliert:

Antimykotika (pilztötende Mittel), die in Form von Dragees o.Ä. eingenommen werden, können der Weitervermehrung von Hefen und Pilzen im Darm entgegenwirken und diese bei ausreichend hoher Dosierung abtöten.

Der Erfolg hängt aber ganz entscheidend davon ab, ob alle Hefenester zwischen den Darmzotten (fingerartige Ausstülpungen der Dünndarmschleimhaut) - gelegentlich auch in den Divertikeln (sackartige Ausstülpungen im Darm) - von dem Wirkstoff in pilztötender (fungizider) Konzentration erfaßt werden. Hefen sind wie alle Pilze nicht in der Lage, aus Kohlendioxid und Wasser Kohlenhydrate aufzubauen. Um zu leben und sich zu vermehren bedürfen sie deshalb einer organischen Kohlenstoffquelle, wobei ihnen Einfachzucker wie Traubenzucker oder Fruchtzucker am leichtesten zugänglich sind. Aber auch der

112

einfache Haushalts-"Kristall"-Zucker bietet eine ideale Nahrungsquelle. Je mehr Zucker den Hefen zur Verfügung steht, um so besser gedeihen sie: In einer einzigen Nacht können sie sich mehr als verdoppeln! Entscheidend dafür ist das Nahrungsangebot, vor allem wenn es reich an verwertbaren isolierten Kohlenhydraten ist, wie: Traubenzucker, Fruchtzucker, "weißer" Haushaltszucker, "brauner" Zucker, Malzzucker, Honig, Ahornsirup, Birnendicksaft u.ä., Süßigkeiten aller Art, Schokolade, Kuchen, Gebäck, Kekse, Pralinen, Bonbons, Obstsäfte, gesüßte Getränke, Pudding, Marmelade, Gelees usw.

Besonders wichtig ist das Ausräumen der Hefenester mit Hilfe von Pflanzenfasern, den sogenannten Ballaststoffen, die wie ein "Darmbesen" wirken. Ihre reichliche Zufuhr dient dazu, die Hefenester im Dünn- und Dickdarm auf mechanische Art zu beseitigen. Besonders ballaststoffreich sind alle Vollkornprodukte, Gemüse und Salate, auch in stark zerkleinerter Form. Wenn sie mehrmals täglich gegeben werden, ist die ausräumende Wirkung besonders eindrucksvoll!

Die Zeitdauer der diätetischen Maßnahmen hängt vom Ausmaß der Pilzbesiedlung ab. In der Regel dauert die strenge Diät zwei Wochen. Es folgen dann einige Wochen in abgemilderter Form mit einer diätetischen Anwendung an ein bis zwei Tagen pro Woche.

Praktische Durchführung:

1. Vermeiden:

Zucker: Alle Formen, auch Traubenzucker, Honig, Konfitüren (auch Diabetiker-Konfitüren), Schokolade, Konfekt, zuckerhaltige Speisen: z.b. Kuchen, Torten, Kekse, Gebäck.

Teigwaren in jeder Form (vor allem Nudeln), Hefen, Hefege-
bäck, Weißbrot, Toast, Roggenbrot, Mischbrot und sonstige
Weißmehlprodukte (wie leicht Weißmehlprodukte in einfache Zucker abgebaut werden können, schmeckt man, wenn
ein Brötchen lange genug gekaut wird...).

Süße Weine, Obst- und Traubensäfte, Limonade,
Cola, Alkohol.

Nüsse, Trockenfrüchte, Kompott, rohes süßes Obst, wie
Weintrauben, Orangen, Pfirsiche, Bananen.

2. **Erlaubt: Ein reichhaltiges Nahrungsangebot:**

Vollkornbrot und sonstige ungesüßte Vollkornprodukte soweit sie vertragen werden, Kartoffeln, Vollkornreis.

Fisch, Fleisch, Wurst (möglichst kein Schweinefleisch, nicht
panieren!), klare Brühe, Bratensaft (nicht mit weißem Mehl
eingedickt)

Gekochte Eier, Milch, Quark (es kann auch 20 %-iger sein,
wenn er vertragen wird), Butter, "kaltgepreßte" Pflanzenöle
(nicht erhitzen!).

Alle Arten von Gemüsen und Salaten, insbesondere die ro-
hen Wurzelgemüse (besonders empfehlenswert: Der Karot-
te-Apfel-Salat!), auch Sauerkraut (am besten roh aus dem
Reformhaus, nicht aus der Dose), reife Tomaten und Gurken,
Zwiebeln, Knoblauch, Gartenkräuter, Salz.
Saures Obst: Zitronen, Grapefruit, saure Äpfel.

Kaffee, Tee, Mineralwasser, halbtrockene und trockene Weine, trockener Sekt, Bier in geringem Umfang.

Beispiel für eine Anti-Pilz-Diät:

1. Frühstück:

Frischkornbrei "Körnli" (ohne Bananen, süßes Obst, Nüsse)
oder
eine Scheibe Vollkorn-, Graham- oder Vollkornknäckebrot
mit Butter, Quark, Käse nach Wahl, vegetabiler Pflanzen-
pastete (Reformhaus), reifen Tomaten oder Gurken.

2. Frühstück:

Sauerkraut oder Rohkostsalat (z.B. Karotte-Apfel-Salat),
Quark, von den Sauermilchprodukten nur diejenigen mit dem
Hinweis: "Bioghurt", "Sanoghurt" oder "Biogarde" verwen-
den. Milch, Buttermilch. Kaffee, Tee, Mineralwasser, klare
(Gemüse-) Brühen.

Mittagessen:

Kartoffeln in jeder Zubereitungsform, Vollkornreis (keinen
weißen, polierten Reis).

Reichlich Gemüse und Salate, je vielseitiger umso besser,
auch Tiefkühlkost.

Fisch- oder Fleischspeisen (möglichst nicht vom Schwein),
Pilzgerichte.

Keine Süßspeisen, keine Weintrauben, kein süßes Obst oder
Kompott.

Als Getränk - wenn nötig - trockener Wein, Mineralwasser.

Nachmittags:

Kaffee, Tee, Knäckebrot, Quark, reife Tomaten, Grapefruit.

Abendessen:

Kartoffel-Salat, reife Tomaten, Gurken, Paprika. Wurzelgemüse: Rote Beete, Sellerie. Artischocken, Spargel, Blattsalate.
Wurst, Käse, Fleisch, Geflügel, Fisch.

Als Getränk alles, was keinen Zucker enthält, auch keine
Obstsäfte. Vorschlag: Kräutertees, wenig Bier oder Wein, evtl.
"gespritzt", Mineralwasser mit Zitronensaft.

Besonders wichtig:

Alle Speisen müssen gut bekömmlich sein, insbesondere sollen
sie nicht zu einem unangenehmen Völlegefühl führen. Dies ist
bei einer zu schnellen Umstellung auf Vollwert-Gerichte möglich, besonders bei Vollkorn und größeren Mengen von rohen
Frischkost-Salaten, auch bei rohem Sauerkraut. Deshalb sollten
während der Anti-Pilz- Diät Speisen gegessen werden, die auch
vorher schon gut vertragen wurden, zumal die Einnahme eines
Antimykotikums (s.o.) evtl. zu vorübergehender Übelkeit führen kann.

Alle Speisen gut kauen und einspeicheln!
Die Verdauung beginnt im M u n d!

7.5 HYGIENEMASSNAHMEN ZUR VERMEIDUNG VON PILZINFEKTIONEN

Krankmachende Hefepilze sind nirgendwo häufiger verbreitet als im oder am Körper von Warmblütern. Das gilt sowohl für uns Menschen als auch für andere Warmblüter, besonders für unsere Haustiere! In der Luft, in der Erde, im Wasser und auf Pflanzen sind humanpathogene Hefen wie Candida albicans nicht anzutreffen. Dagegen kommen sie vermehrt in und auf Gegenständen vor, die einen direkten Kontakt mit dem Menschen haben, wie z.b. Zahnbürsten, Trinkgeschirr und dergleichen (BLECHSCHMIDT & MEINHOF, 1989).

DIE MUNDHYGIENE

Auf die Bedeutung der Eintrittspforte Mund wurde im Kapitel 1.6.3 ausführlich eingegangen. Eine gründliche Mundhygiene mit regelmäßigem monatlichem Zahnbürstenwechsel und vernünftiger Zahnpflege, d.h. Putzen nach jeder Mahlzeit, muß am Anfang aller Hygienemaßnahmen stehen. Die Benutzung von sogenanntem Zahnsalz (z.B. Egsto's Zahnsalz) ist in diesem Zusammenhang zu empfehlen, da es Kohlensäure freisetzt und so die Nahrungsreste zusammen mit unseren lästigen Schmarotzern regelrecht herausspülen hilft, denn Zahncremes können die Zwischenräume regelrecht zukleistern. Dritte Zähne müssen besonders sorgfältig und regelmäßig mit fungiziden (pilztötenden) Mittel desinfiziert werden.

117

"HAUTPILZE" - HAUTHYGIENE

Sogenannte Hautpilze, verschiedene Pilzarten, in 50 % aller Fälle jedoch Candida albicans, kommen besonders dort vor, wo sich Menschen unbekleidet aufhalten und wo ein feuchtes und warmes Klima herrscht, z.b. in Badeanstalten, in der Sauna, in Hotelzimmern, in Sportanlagen, in Krankenhäusern u.s.w.. Abgesehen von der Übertragung durch Geschlechtsverkehr beginnt die Pilzbesiedlung am häufigsten am Fuß zwischen den Zehen. Wird dieser Bereich nicht gründlich trocken gehalten, können Pilzsporen die Hornhaut andauen und sich vermehren. Es kommt zu juckenden, evtl. nässenden Rötungen, und es bilden sich kleine Bläschen und Schuppen. Von hier aus werden die Pilze durch Handkontakt auf andere Körperteile übertragen (Pilze wandern ! Abb. 5). Die Finger- und Fußnägel können dann befallen werden, auch Hautfalten mit einem feucht-warmen Klima bieten gute Brutbedingungen. Die Innenseiten der Oberschenkel, der Bauchnabel, unter den Brüsten der Frau, die äußeren Geschlechtsteile und behaarte Regionen, beim Mann bevorzugt die Brust, sind bevorzugte Ansiedlungsorte der Hefepilze.

Der Selbstschutz vor dem Befall der Haut mit Hefepilzen muß zuerst darin bestehen, die möglichen Kontakte mit ihnen zu vermeiden. Deshalb sollte man in öffentlichen Einrichtungen, wie Bädern, Duschen, Hotelzimmern (besonders mit Teppichboden), immer Bade- bzw. Hausschuhe benutzen. Der Körper muß nach dem Waschen, duschen etc. immer gründlichst getrocknet werden. Kosmetika sollten so wenig wie möglich benutzt werden, da sie die Hornhaut aufquellen lassen und den Schutzmantel der Haut schädigen können.

In öffentlichen Badeanstalten wird der Hinweis auf gründliches Duschen vor dem Bade oft nicht genügend ernst genommen. Gerade Frauen neigen oft dazu, ihr Badezeug beim Duschen

118

nicht abzulegen, so daß die Genital- Analregion nicht gewaschen wird. Vor dem Einstieg in gemeinschaftlich genutzte Bäder müssen bei Männern wie Frauen gerade die Vorhaut bzw. die Labialfalten gründlichst gereinigt werden.

Für die Intimpflege bei allen Waschvorgängen sind Waschlappen oder Schwämme höchst ungeeignet. Sie sind häufig eine sichere Brutstätte für Pilze und andere Erreger und bei gemeinschaftlichem Gebrauch ideale Verbreitungswerkzeuge für chronische Urogenitalinfektionen. Prof. E.R. WEISSENBACHER von der Frauenklinik im Klinikum Großhadern befand auf einem Symposium in München treffend, der Waschlappen sei " ein unmögliches Möbel, es gehört aus dem Badezimmer verbannt." Auch Einmal-Waschlappen seien nicht besser: "Das beste sind zu diesem Zwecke immer noch die Hände!"

Für die Genitalhygiene gilt generell, daß mangelnde oder falsche Hygiene ebenso schädlich ist wie übertriebene Hygiene, die zu Hautschädigungen und damit zu lokaler Abwehrschwäche führt.

Badeutensilien, Strümpfe und Unterwäschestücke sollten nicht nur bei 30 Grad Celsius gewaschen werden, sondern mindestens bei 60 Grad. 30 bis 40 Grad ist die optimale Bruttemperatur für Hefen! Auch an die Schuhe, besonders Sportschuhe, muß gedacht werden, denn auch sie können Pilznester sein.

Ist jemand äußerlich mit Pilzen befallen, so können diese mehr oder weniger regelmäßig zusammen mit Hautschuppen abgegeben werden. Hieraus ergeben sich weitere Übertragungsmöglichkeiten von Mensch zu Mensch. Wiederum dort, wo man sich bevorzugt nackt aufhält, können Hautschuppen angesammelt und "übergeben" werden. Zuerst ist an das Bett bzw. an die Bettwäsche zu denken. Man kann sich leicht vorstellen, wie kleinste Partikel eingeatmet werden oder zumindest in den

Mund gelangen. So kann beispielsweise der Fußpilz des Mannes schnell der Magen-Darm-Pilz oder der Scheidenpilz der Frau werden.

Ohne jemandem den Urlaub verderben zu wollen, sei auf die Situation an vielen Mittelmeerstränden mit ihrem Menschengetümmel wie in der Sardinendose hingewiesen: Viele nackte Menschen, ein Kommen und Gehen, feuchte Handtücher, warmer feuchter Sand. Hier fühlt sich sicher so mancher Hefepilz auch wohl!

DIE RANGFOLGE DER ANSTECKUNGSMÖGLICHKEITEN

Die wichtigste Pilzinfektionsquelle kommt nicht von außen, sondern sie ist der einzelne Mensch selbst. Danach folgen der Geschlechtspartner und die Familie, und danach kommen erst die oben geschilderten Möglichkeiten. Entsprechend der Rangfolge der Infektionsmöglichkeiten mit humanpathogenen Hefepilzen läßt sich eine Rangfolge der Hygienemaßnahmen aufstellen:

1.) Eigenhygiene - Schmierinfektionen z.b. im Genitalbereich

2.) Partnerhygiene - Pilzübertragung z.b. durch Geschlechtsverkehr

3.) Familienhygiene - Pilzübertragung z.b. durch Küssen oder über Wäschestücke

4.) Sozialhygiene - Pilzübertragung durch unhygienische Verhältnisse in Gemeinschaftsanlagen (Saunen, Bäder, Hotels, Krankenhäuser etc.)

7.6 DIE GEZIELTE AUSROTTUNG DER PILZE UND DIE WIEDERHERSTELLUNG DER SCHLEIMHAUTFLORA

MYKOLOGISCHE THERAPIE

Die mykologische Behandlung beginnt grundsätzlich mit der Sanierung des Mundraumes. Hier ist zum einen die Eintrittspforte der Hefepilze in den Magen-Darm-Trakt und zum anderen der wichtigste Nistplatz für Hefepilze. Kleinste Falten und Erosionen der Mundschleimhaut, der Zähne und des Prothesenmaterials bieten ihnen dauerhafte Unterkunft- und Fortpflanzungsmöglichkeiten.

Zur Pilzbekämpfung im Mundraum hat sich das Antimykotikum Nystatin (näheres s.u. Nystatur) in Form einer Lösung, z.b. Mykundex Suspension oder noch besser die Nystatur Trockensaft-Rezeptur (s. S. 124), bewährt. Die Suspension wird mittels einer Pipette in den Mund geträufelt und sollte hier so lange wie möglich bleiben und dabei in alle Mundwinkel gepresst werden, bevor sie dann verschluckt wird. Die Dosierung liegt je nach Alter und Befallstärke zwischen 3 x 2 bis 4 ml. Die Nystatinsuspension kann bei Kleinkindern auch als alleiniges Antipilzmittel eingesetzt werden, wenn Dragees nicht geschluckt werden können. 5 ml Suspension entsprechen dann einem handelsüblichen Nystatindragee; wie z.b. Adiclair oder Mykundex mono Dragees. Die Behandlung des Mundraumes ist nach 3 bis 7 Tagen abgeschlossen. Danach müssen Nystatindragees eingenommen werden, um nun sicher die Hefepilzkolonien des ganzen Magen-Darm-Traktes auszurotten.

In dieser Phase kann es für 1 bis 2 Tage zu verschiedenartigen, meist leichten Bauchbeschwerden kommen. Diese erklären sich dadurch, daß nun große Mengen von Hefepilzen abgetötet werden bzw. platzen, so daß ihre Zellinhaltstoffe im Darm frei

121

werden. Die Schleimhaut wird dadurch kurzfristig gereizt. Nach 1 bis 2 Tagen sind diese Stoffe in der Regel mit dem Stuhl ausgeschieden worden, und die Beschwerden verschwinden dementsprechend. Diese anfängliche "Nebenwirkung" sollte deshalb nicht als Unverträglichkeit gegenüber dem Medikament oder gar als Allergie fehlgedeutet werden! Ein entsprechender Hinweis an den Patienten, insbesondere, daß die möglichen Beschwerden ganz sicher nur 1 bis 2 Tage andauern, führt zu einer guten Akzeptanz der Therapie.

Parallel zur Nystatineinnahme muß, wie bereits beschrieben, die ANTI-PILZ-DIÄT streng befolgt werden. Nur beide Therapieteile zusammen gewährleisten die gründliche Ausrottung der pathogenen Hefen!

Es werden immer wieder alternative Behandlungsmethoden, die der vorgezeigten Nystatinbehandlung ebenbürtig sein sollen, angepriesen. Sie reichen von Homöopathika über Pflanzenheilmittel bis zu Mineralmischungen. Keine der Methoden konnte bisher einer strengen Prüfung standhalten, d.h. sie zeigten keine genügend effektive pilzabtötende Wirkung. Mittel wie z.B. Knoblauch, Propolis oder Haferkleie (Avenacin) haben durchaus eine fungizide Wirkung, aber sie reicht alleine offensichtlich nicht für eine erfolgreiche Therapie einer Pilzerkrankten aus.

In der Pilztherapie dürfen keine Kompromisse eingegangen werden. Über jedem abwehrschwachen und pilzinfizierten Kranken schwebt ein Damoklesschwert, das nicht ernst genug genommen werden kann!

Alternative Methoden zur Pilzbekämpfung, als alleinige Therapieformen angewendet, können Unheil anrichten. Als Begleittherapie zur Nystatinbehandlung sind sie aber durchaus zu empfehlen.

Der Therapieweg stellt sich bis jetzt folgendermaßen dar:

A: Laboruntersuchung

B: Ernährung (ANTI-PILZ-DIÄT) und Hygiene

C: 1. Nystatin-Suspension
   oder Nystatur-Trockensaft-Rezeptur

2. Nystatin Dragees
   oder Nystatur-Rezeptur-Tabletten

Eine entscheidende Verbesserung kann auf dieser Therapieebene erreicht werden, wenn parallel zur Nystatin-Dragee-Gabe wichtige Aspekte der Schleimhautschädigung bzw. Schleimhautregeneration sowie der Abwehrsteigerung miteinbezogen werden. Wie in den Kapiteln "Die orthomolekulare Therapie" und "Die ASAN-Therapie" näher dargestellt wird, kann eine Therapie erst dann richtig greifen, wenn der Organismus, das Gewebe, die Schleimhaut und die einzelne Zelle über die nötigen Betriebs- und Schutzstoffe (Antioxidantien) und über das nötige Baumaterial verfügen. Demnach ist es erforderlich, diese sogenannten orthomolekularen Substanzen bereits zu Beginn der Therapie einzusetzen.

Bei Patienten, die sich einer antimykotischen Therapie unterziehen, muß von einer abwehrschwachen und mangelversorgten Schleimhaut ausgegangen werden. Das Abtöten der Hefepilze bedeutet sogar eine kurzzeitig erhöhte Giftbelastung. Schützende, aufbauende und reparierende Faktoren sollten also parallel zum Einsatz kommen. Mit diesem Hintergrund wurde eine Rezeptur, die NYSTATUR-REZEPTUR, entwickelt, die neben Nystatin auch homöopathische und orthomolekulare Substanzen enthält. Die Zusammensetzung der Rezeptur und die Charakteristika der einzelnen Inhaltstoffe werden im folgenden näher erläutert:

123

Nystatur-Rezepturen*)

Nystatur-Tabletten-Rezeptur Zusammensetzung pro Tablette		Nystatur-Trockensaft-Rezeptur Zur Zubereitung von 75 ml Saft	
Nystatin	500 000 IE		
Echinacea D1	20 mg	Nystatin	6,0 Mio. I.E.
Thuja D 6	10 mg	Echinacea D1 Trit.	1,0
Borax D 6	10 mg	Borax D 6 Trit.	1,0
ß-Carotin	6 mg	Thuja D 6 Trit.	1,0
Vitamin C	75 mg	Trockensaftrundlage	
Pantothensäure	8 mg	mit Saccharin-Natrium	12,0
Zinkorotat	3 mg		
Selenhefe	10 µg	Zur frischen Zubereitung mit Wasser auf 75 ml auffüllen.	

Nystatin:

Nystatin ist ein gegen Pilze wirksames Antimykotikum. Es ist ein natürlich gewonnener Stoff. Bei der Untersuchung von Bodenproben in den USA, die der Erforschung der Streptomyzeten (= Strahlenpilze: Bakterien, die pilzartige Kolonien bilden!) galt, wurde Nystatin 1950 erstmals aus dem Strahlenpilz Streptomyces noursei isoliert und als wirksames Antimykotikum erkannt. Die fungistatische (die Pilzvermehrung hemmende) und fungizide (pilztötende) Wirkung beruht auf einer Komplexbildung des Nystatins mit Ergosterol, einem essentiellen Baustein der Zytoplasmamembran der Pilze. Dieses führt zu einer erhöhten Membranpermeabilität (-durchlässigkeit) und damit zu Substanzverlusten der Pilzzelle. Das Wirkungsspektrum des Nystatins erstreckt sich auf alle pathogenen Hefen.

---

*) Bezugsquelle: Adler-Apotheke am Wasserturm, Schubystr. 89b, 24837 Schleswig

Nystatin zeichnet sich durch eine gute Verträglichkeit aus. Resistenzentwicklungen sind nicht bekannt. Bei oraler Zufuhr wird es kaum resorbiert, dadurch erklärt sich die äußerst geringe Toxizität.

Echinacea D1:

Die Besiedlung mit pathogenen Hefen wird - wie bereits erwähnt - vom Organismus bis zu einem gewissen Grad toleriert. Erst eine geschwächte Abwehr oder eine vorangegangene Behandlung mit Medikamenten, die das Immunsystem beeinflussen (s.o.), führt dann zu einer Mykose. An der Abwehr gegen Erreger aus der Gruppe der Pilze ist vorwiegend das zelluläre Immunsystem beteiligt.

Durch die Aktivierung des Immunsystems bewirkt Echinacea einen besseren Schutz vor der Pathogenität der Hefepilzkulturen. Die Kombination des Antimykotikums Nystatin mit Echinacea bedeutet, daß die Möglichkeit eines Rückfalls stark herabgesetzt ist. Das aktivierte Immunsystem vermag die Restbestände der Kulturen besser zu bewältigen.

Thuja D6:

Thuja D 6 unterstützt die anregende Wirkung von Echinacea auf das Immunsystem. Es fördert besonders die Entgiftungsreaktionen des Lymphsystems und führt somit zu einer verbesserten Abwehrlage. Thuja zeigt eine besondere Affinität zu Schleimhäuten, somit auch zur Mundschleimhaut.

Borax D 6:

Das homöopathische Mittel Borax D 6 wirkt stabilisierend und regenerierend auf die Schleimhaut. Es schützt vor Entzündungen und verhindert die Entstehung von Geschwüren oder Aphten (Ausschlag an Lippen und Mundschleimhaut). Die Einnahme von Borax D 6 führt also zu einer intakten Mundschleimhaut, die so keinen guten Nährboden für die vorhandenen Pilze mehr bietet.

ß - Carotin (Provitamin A):

ß-Carotin wird im menschlichen Organismus in Vitamin A umgewandelt. Das Provitamin hat, im Gegensatz zum Vitamin A, das fettlöslich ist und daher im Körper gespeichert werden kann, den Vorteil, daß es wasserlöslich ist. Somit wird nur soviel Vitamin resorbiert, wie tatsächlich gebraucht wird, der Rest wird ausgeschieden. Toxische Anreicherungen im Gewebe werden auf diese Weise verhindert. Vitamin A schützt durch seine antioxidative Wirkung die Zellwände der Schleimhäute vor den Angriffen agressiver freier Radikale (s. Kap. 7.10). Somit kommt es nicht zur Entstehung eines Milieus, das ein Wachstum der Pilzkulturen begünstigen könnte. Eine zweite Wirkung des Vitamin A besteht in einer Aktivierung des Abwehrsystems. Nur Zellen, die ausreichend mit Vitamin A versorgt werden, erhalten ihre Fähigkeit, Lysozym (antibakterielles Enzym, z.B. im Speichel, Blutplasma), Immunglobuline und andere antibakterielle Faktoren zu sezernieren.

Durch eine erhöhte Vitamin-A-Zufuhr kommt es zu einem Zellzuwachs in den Lymphknoten und somit zu einer vermehrten Differenzierung von T-Lymphoyten. Das Abwehrsystem wird somit in die Lage versetzt, die Hefepilze wirksam anzugreifen.

Vitamin C (Ascorbinsäure):

Vitamin C stärkt das Immunsystem, insbesondere durch Anregung der Funktion der Lymphozyten. Somit unterstützt es die anderen in der Nystatur - Rezeptur enthaltenen Immunstimulantien und -modulatoren. Außerdem kommt der Ascorbinsäure eine Funktion als natürliches Antihistaminikum zu, so daß Allergien abgeschwächt oder sogar geheilt werden können, und es wirkt, wie ß-Carotin, als Antioxidans. Durch seine Beteiligung an der Kollagensynthese unterstützt Vitamin C die Wundheilung. Durch diese Eigenschaft wird die Regeneration der Schleimhäute positiv beeinflußt.

Pantothensäure:

Pantothensäure gehört zu den Vitaminen des B-Komplexes (Vit. B5). Sie reichert sich bevorzugt in Haut und Schleimhäuten an und sorgt durch ihre heilungsfördernde Wirkung für eine gesunde Epidermis bzw. ein gesundes Epithel. Dadurch ist kein optimales Milieu für das Wachstum von Pilzen gegeben. Pantothensäure ist außerdem ein wichtiger Co-Faktor bei der elementar wichtigen körpereigenen Kortisonbildung in den Nebennieren.

Zinkorotat:

Zinkaktivierte Enzyme steigern die Proteinbiosynthese und die Zellteilung. Diese Vorgänge sind die Voraussetzung für ein gut funktionierendes Immunsystem, besonders der zellulären Immunabwehr, die für die Bekämpfung der Pilze ausschlaggebend ist.

127

Selenhefe:

Selen schützt die Zellen vor den Angriffen schädlicher Stoffe, vor Strahlen und vor sogenannten freien Radikalen. Durch Selen wird eine Verletzung der Zellmembranen verhindert. Verletzte Zellmembranen bedeuten den Verlust von Nährstoffen und damit die Zerstörung von Gewebe. Dabei werden wiederum Zersetzungsprodukte frei, auf die das Immunsystem reagiert. Es kann zu Autoimmmunreaktionen kommen und somit zur Schädigung weiterer Gewebe. Eine ausreichende Selenzufuhr bietet eine Vorbeugung gegen diese Reaktionen.

Selen ist ein wichtiger Bestandteil vieler Enzyme. Eine ausreichende Versorgung der Zellen gewährleistet eine optimale Enzymtätigkeit und Schutz vor frühzeitiger Zellalterung. Auch das Zahnfleisch wird auf diese Weise geschützt und gestärkt.Die Bindung des Selens an Hefe bewirkt eine optimale, an den Bedarf angepaßte Verteilung im Körper.

Mit der Einnahme der Nystatin-Suspension (Mykundex Suspension) und der NYSTATUR-Rezeptur sowie parallel der ANTI-PILZ-DIÄT können folgende Therapieziele auf eine kompakte Weise erreicht werden:

- Aushungern und Abtöten der pathogenen Hefepilze von "oben bis unten"

- Schutz des Schleimhautepithels (besonders M- Zellen) vor Toxinen und Radikalen durch Antioxidantien bzw. Radikalenfänger (Vit. C, E, ß-Carotin, Selen)

- Aufbau der Schleimhautabwehr (Selen, Zink, Pantothensäure)

- Anregung der Schleimhautabwehr (Echinacea D2, Borax D6, Tuja D6).

128

MIKROBIOLOGISCHE THERAPIE / SYMBIOSELENKUNG

Der folgende Therapieschritt muß darin bestehen, eine gesunde und stabile Darmflora zu etablieren. Dieser Schritt ist genauso wichtig wie der vorangegangene. Nur eine intakte Darmflora garantiert auf Grund ihrer Barrierefunktion genügend Schutz gegen einen erneuten Pilzbefall!

Wie bereits in Kapitel 6.1 beschreiben, ist der Magen-Darm-Trakt in drei große Ökotope, A, B und AB, mit einer jeweils entsprechenden Bakterienflora gegliedert (Abb. 8). Für den jeweiligen Lebensraum sind die Lactobacillen (A,AB) oder die Bifidobakterien (AB,B) charakteristisch. Ihnen kommt eine Art Leitfunktion zu, d.h., werden sie in den jeweiligen Lebensraum eingebracht (substituiert), so aktivieren und stabilisieren sie das jeweilige Darmfloraökotop.

Darmbakterien sind relativ säuregradempfindlich. Bierhefe (Saccharomyces cerevisiae) dagegen ist erheblich toleranter und ist außerdem schneller als Bakterien in der Lage, Betriebsstoffe und Baustoffe sowohl für die Darmflora als auch für die Darmepithelzellen zu produzieren. Sie kann also hervorragend zur schnellen Milieuregulierung und Nährstofflieferung verwendet werden. Landwirtschaftlich gesehen dient sie als sogenannter "Starter" oder Schnelldünger. Die genannten Bakteriengruppen bieten zusammen mit lebender Bierhefe demnach beste Voraussetzungen für einen schnellen und gezielten Wiederaufbau der symbiontischen Beziehung zwischen der Darmflora und dem Darmepithel.

Bei der Bakteriensubstitution muß bedacht werden, daß anaerobe Bakterien hochgradig sauerstoffempfindlich sind. Die Präparate müssen daher säureresistent sein, damit die Bakterien den Magen und die aeroben Anteile des Darmes unbeschadet passieren können. Entsprechende Präparate müssen demnach magensaftresistent sein. Eine kompakte Therapiemöglichkeit der Symbioselenkung bieten z.b. Orthoflor A und Orthoflor B: ORTHOFLOR A enthält Lactobacillus acidophilus und dient demnach der Symbioselenkung im Darmabschnitt A, während ORTHOFLOR B Bifidobacterium longum enthält und der Regeneration der Darmflora im Darmabschnitt B dient.

Lactobacillus bulgaris und Streptococcus thermophilus fördern die Ansiedlung der Leitformen, indem sie für diese das optimale Milieu schaffen. Saccharomyces cerevisiae, die Bierhefe, ist unempfindlicher gegenüber Säure als Bakterien und vermehrt sich relativ leicht, auch bei nicht idealen Lebensbedingungen. So ist Saccharomyces cerevisiae in der Lage, schnell Betriebsstoffe für viele Bakterienarten oder für die Darmepithelzellen zu produzieren und somit als „Kraftstoffquelle" für die anzusiedelnden Bakterienarten zu dienen. Darüberhinaus sind den ORTHOFLOR-Präparaten Vitamine in einer jeweiligen Kombination zugesetzt, die für eine ausreichende Versorgung der Darmbakterien und der Zellen der Darmschleimhaut in den verschiedenen Darmökotopen nötig sind. Bei Bierhefeunverträglichkeit ist alternativ das Präparat EMZELL zu empfehlen.

Die erfolgreiche antimykotische und mikrobiologische Therapie, die parallel zur ANTI-PILZ-DIÄT verläuft, setzt sich somit aus drei aufeinanderfolgenden Schritten zusammen:

1.) Sanierung des Mundraum (Nystatur Rezeptur)
2.) Sanierung des Magen-Darm-Traktes
  (Nystatur-Rezeptur)
3.) Aufbau einer gesunden Darmflora
  (Orthoflor A / Orthoflor B)

Die ANTI-PILZ-DIÄT muß während der ersten beiden Abschnitte streng eingehalten werden, danach kann sie allmählich gelockert werden. Hier schwingt die Hoffnung mit, daß vielleicht so mancher Patient durch die während der Diät gewonnenen Erfahrungen seine Ernährungsform dauerhaft umstellt.

Nach der Nystatur-Einnahme ist eine Labor-Nachkontrolle angezeigt. Bei eventuellen hartnäckigen Fällen kann dann umgehend nachtherapiert werden.

7.7 DIE ANREGUNG DER ENTGIFTENDEN AUS-SCHEIDUNGSFUNKTIONEN VON LEBER UND NIEREN

Gifte, Schlackenstoffe und schädliche Stoffwechselprodukte werden von der Leber entgiftet und verstoffwechselt und dann zum größten Teil über den Darm, die Nieren, die Lungen und die Haut ausgeschieden. Nach RECKEWEG (1974) sind Gifte die Hauptfaktoren bei allen Krankheiten. Demnach ist eine Krankheit der Ausdruck eines Kampfes, den der Organismus mit bestimmten Giften führt oder geführt hat. Die ungenügende Entgiftung führt zwangsläufig zu einer Reaktionsstarre des Immunsystems. Hierbei spielt die Durchlässigkeit des Bindegewebes als die Transitstrecke des ganzen Organismus eine entscheidende Rolle. Die wesentlichen Grundlagen dieser ganzheitsbiologischen Betrachtungsweise hat A. PISCHINGER als "System der Grundregulation" zusammengefaßt.

Im Zentrum der biologischen Medizin muß deshalb auch das Bemühen stehen, die krankheitsverursachenden Toxine und Schlacken zur Ausscheidung zu bringen. Hierbei steht im Vordergrund, die Eigenleistung der Ausscheidungs- und Entgiftungsorgane, beispielsweise durch Behebung der Obstipation (Verstopfung), durch Förderung der Diurese (Nierenausscheidung) oder durch Förderung der Gallesekretion u.s.w., anzuregen und zu unterstützen.

Die Leber ist die größte Stoffwechsel- und Entgiftungszentrale unseres Körpers. Trotz ihrer enormen Regenerationsfähigkeit ist ihre Leistungsfähigkeit aber nicht unbegrenzt. Im Falle einer Giftüberflutung durch Fehlernährung, Darmfloraschäden, Darmmykosen, Rauchen, Alkohol, Medikamente u.v.m. kann die Leistungsgrenze durchaus überschritten werden. Die Folgesymptome, vor allem durch überhöhte Giftkonzentrationen im Blut, wie Müdigkeit, Abgeschlagenheit, Juckreiz, Kopfschmerz, Depressionen sind in Kap. 1.4. mitaufgeführt. Außerdem muß man heute davon ausgehen, daß der für die Entgiftungsarbeit notwendige Sauerstoffverbrauch der Leber, auch durch die allgemeine Umweltverschmutzung bedingt, von ursprünglich ca. 20% auf ca. 50% des gesamten Sauerstoffverbrauchs im Organsimus angewachsen ist.

Voraussetzung für die normale Entgiftungsfunktion der Leber ist neben dem Sauerstoff die ausreichende Eiweiß- und Vitaminversorgung (s. Kap. 7.10). Eine intensive Funktionsanregung der Leber und des Leber-Galle-Systems kann insbesondere durch phytotherapeutische (pflanzenheilkundliche) und homöopathische Mittel, wie beispielsweise Carduokatt bzw. Taraxacum Synergon Nr. 164 (Kattwiga), die sich aus mehreren bewährten Einzelmitteln zusammensetzen, erzielt werden.

Ein weiterer "Entgiftungskanal", der häufig allein durch zu geringes Trinken vernachlässigt wird, ist die Nierenausscheidung. Die erste Maßnahme zur besseren Schlackenausscheidung über die Nieren ist deshalb eine tägliche Flüssigkeitszufuhr von 1.5 bis 3 Liter in Form von Tees, Säften oder am besten in Form von Quellwasser. Die Nierenleistung und damit die Ausscheidung aller harnpflichtigen Substanzen sollte außerdem immer bei chronischen Erkrankungen durch pflanzliche und/oder homöopathische Mittel zur Diureseförderung unterstützt werden.

Als Mittel zur allgemeinen Nierenausleitung haben sich z.B. das Komplexmittel Solidago Synergon Nr. 78 (Kattwiga) und bei ungenügender Harnsäureausscheidung, z.B. bei Gelenkbeschwerden bis hin zur Gicht, das homöopathische Komplexmittel Harnsäuretropfen Syxyl bewährt.

Selbsverständlich sollten alle Möglichkeiten der Reinigung von Abfall- und Giftstoffen durch die klassischen Ab- und Ausleitungsverfahren, wie Schröpfen, Baunscheidtieren, Cantharidenpflaster, Massagen, Sauna u.v.m., in die Behandlung miteinbezogen werden. Auch die altbewährten Ernährungstherapien wie beispielsweise das Heilfasten oder die MAYR-KUR (RAUCH, "Die Darm-Reinigung") können entscheidend zur Entgiftung und Entlastung des ganzen Organismus beitragen. Generell können Mykotoxine mit bioaktiven Flavonoiden sehr effektiv eliminiert werden (z.B. Matrix MTA). Zur gezielten **Mykto-Toxin-Ausleitung**, insbesondere im Rahmen der Mykose-Therapie, haben sich 300 bis 600 mg bioaktiver Flavonoide pro Tag bewährt. In praxi sollten demnach Erwachsene 3 mal 1–2 Tabletten, Kinder 1 bis 3 mal 1 Tablette MATRIX MTA mit je 100 mg Flavonoide in Kombination mit Viatamin C einnehmen.

7.8 DIE ENTGIFTUNG MIT AUTO-NOSODEN

GRUNDLEGENDES ZUM THERAPIEVERSTÄNDNIS BEI DER ENTGIFTUNG DURCH AUTO-NOSOSDEN

Naturheilkundliche Therapien, die sich mit immunologischen Prozessen beschäftigen, müssen mindestens drei Therapieebenen berücksichtigen (LAU, 1991):

Die Stoff - Mangel - Ebene
Orthomolekular - Immunologie

Die Feinstoffliche Ebene
Immunologie / Toxikologie

Die Nichtstoffliche Ebene
Matrix - oder Grund - Regulation

Eine spezifische oder unspezifische Reiztherapie kann den Organismus nur dann positiv erreichen, wenn dieser auch in der Lage ist, diesen Reiz zu beantworten. Das setzt das Vorhandensein eines halbwegs intakten biochemischen Terrains voraus, zumindest soweit Reparaturen überhaupt noch möglich erscheinen. Liegt generell ein Mangel an bestimmten Stoffen vor, die normalerweise in einem gesunden Organismus vorhanden sind, so ist zuerst dieser Mangel zu beheben. Vernachlässigt man diesen Aspekt in der Praxis, so erweisen sich die meisten Immunstörungen als therapieresistent! Leider wird dieser so entscheidende Punkt oft übersehen (s.a. Orthomolekulare Medizin).

Dieses Auffüllen von Speichern kann und wird nie die Aufgabe der Homöopathie sein, sondern einzig und allein der orthomolekularen Medizin (Kap. 7.10).

Die Feinstoffliche - oder Immun - Ebene wird durch die Anwendung der ASAN-Therapie (Kap. 7.9) und die AUTO - NOSODEN reguliert.

Die AUTO-NOSODE

Als Nosoden werden naturheilkundliche Präparate bezeichnet, die aus Krankheitsprodukten und Krankheitserregern oder deren Stoffwechselprodukten nach den Vorschriften des homöopathischen Arzneimittelbuches hergestellt sind. Auto-Nosoden sind solche Nosoden, die von einem bestimmten Patienten gewonnen und bei diesem selbst verwendet werden.

Der Gedanke, Krankheitserreger als Heilmittel zu verwenden ist uralt. Schon Hippokrates sagt in seiner Abhandlung über die Körperteile des Menschen: "Vomitus vomitu curatur". Im alten China wurden Blattersekrete getrocknet und zur Vorbeugung aufgeschnupft. Jenners Pockenimpfung 1798 beruht auf demselben Gedanken.

Die eigentliche Behandlung mit Nosoden begann 1820 in der Veterinärmedizin durch den Tierarzt Wilhelm Lux aus Oppeln. 1831 wandte C. Hering die Nosoden im Sinne von homöopathischen Similes (HAHNEMANN: "similia similibus curentur"; Ähnliches durch Ähnliches heilen) an, die dann zuerst im angelsächsischen Bereich Verbreitung fanden.

Nosoden und Auto-Nosoden können bei allen Erkrankungen hergestellt werden, bei denen gestörte immunologische oder autoaggressive Prozesse vorliegen. Die Wirkung der Auto-Nosode wird der von Katalysatoren gleichgesetzt, die einen reaktionschwachen Organismus aktivieren und seine Abwehrkräfte mobilisieren, unter Umständen geradezu anpeitschen können. Der Erfolg (und ebenso die Dosierung) hängt in diesem Sinne von der Reaktionsfähigkeit des behandelten Patienten ab.

Doch zeigt das Verfahren sehr oft auch dann noch günstige Wirkung, wenn andere Mittel bereits versagt haben. In diesen Fällen ermöglicht erst die Auto-Nosode eine Aufhebung von Blockaden und damit den Beginn einer funktionierenden Therapie. Im Gegensatz zur "Normal" - Nosode enthalten die Auto-Nosoden außer den Krankheitskeimen auch noch die Stoffwechselprodukte aus dem individuellen Krankheitsgeschehen. Die Herstellung kann also nur aus den Produkten des betreffenden Kranken selber erfolgen. Sie ist im allgemeinen erheblich aufwendiger als die Herstellung von Hetero-Nosoden, aber dafür häufig erfolgreicher.

Die "Normal"-Nosoden werden von Krankheitsprodukten fremder Personen/Tiere gewonnen und vielfach industriell vertrieben. Sie müssen vor allem dort zur Anwendung gelangen, wo beispielsweise die Zeit zur Herstellung einer Auto-Nosode nicht reicht (ca. 1 Woche bis 10 Tage müssen veranschlagt werden). Dieser zeitliche Faktor entfällt allerdings bei der Verwendung des ASAN - KITs in der täglichen Eigenbluttherapie (Kap. 7.9).

Selbsverständlich können auch aus anderen Stoffen bei den verschiedensten Krankheitsbildern Nosoden und AUTO-NOSODEN sowie Mischungen mit anderen homöopathischen Arzneimitteln oder Toxinen (z. B. Fall 3, s. S. 141) hergestellt und angewendet werden.

Nach entsprechender Indikationsstellung wird das entsprechende patienteneigene Material an das Labor Mentop in Schleswig geschickt. Die Herstellung der AUTO - NOSODEN erfolgt dabei nach dem HAB 1 (Homöopathisches Arzneibuch) in Dilutionen oder Globuli als Standardset in den Potenzen (D oder C) 6, 8, 12, 20, 30.

BERA = BIO - ENERGETISCHE - RESONANZ - AMPULLEN:

Auto-Nosoden lassen sich auch zur gezielten Injektionsbehandlung, z.B. für Injektionen in bestimmte Akupunkturpunkte, auf Ampullen übertragen. Die Ampullen werden in einem getrennten Verfahren einem bestimmten pulsierenden Magnetfeld ausgesetzt, um einen definierten Standard zu erzielen. Anschließend werden die zuvor hergestellten Potenzen mittels eines bioenergetischen Resonanzverfahrens auf die Ampullen übertragen. Es handelt sich also hierbei um eine Therapie mit patienteneigenen Schwingungen. Dieses Verfahren hat sich in der Praxis der bioenergetischen Therapie bewährt und wird vom Institut Mentop seit Jahren mit Erfolg angewendet.

Eine begleitende Therapie mit Immunstimulantien, Homöopathika oder orthomolekularen Stoffen ist hierbei selbstverständlich zu empfehlen (besonders ausführliche Therapiehilfen in: W.LAU: "Die ASAN-Therapie". Bio-Medoc-Verlag).

Bei der Auto-Nosodentherapie sollte folgende Vorgehensweise beachtet werden (Abb. 11).

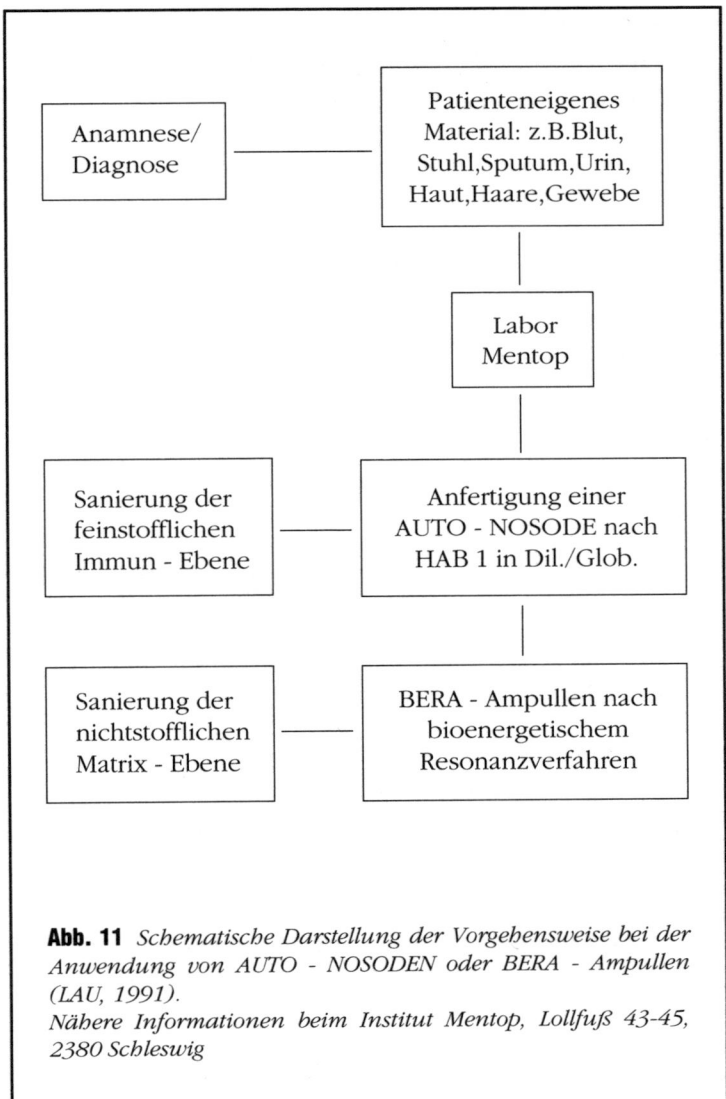

Abb. 11 *Schematische Darstellung der Vorgehensweise bei der Anwendung von AUTO - NOSODEN oder BERA - Ampullen (LAU, 1991).*
Nähere Informationen beim Institut Mentop, Lollfuß 43-45, 2380 Schleswig

7.9 DER AUFBAU DES IMMUNSYSTEMS, DAS "IMMUNOLOGISCHE TRAINING" - DIE A S A N - T H E R A P I E

Eine der wichtigsten Therapiemethoden, um die Abwehr zu stärken, ist die Eigenblutbehandlung, die es in sehr verschiedenen Varianten gibt. Die einfachste besteht darin, aus der Armvene des Patienten entnommenes Blut unverzüglich in die Gesäßmuskulatur zurückzuspritzen. Will man aber gezielter auf immunologische Störungen, insbesondere bei chronischen Erkrankungen einwirken, so muß die Eigenblutbehandlung verfeinert werden.

Mit Hilfe der ASAN-Therapie wird eine optimale Zusammenfassung verschiedener Therapiemöglichkeiten und -funktionen in einem System ermöglicht.

Die Abkürzung A S A N, zusammengesetzt aus AUTO-SANGUIS (Eigenblut), ADSORBAT (immunologischer Hilfsstoff zur Antigenverfremdung, Adjuvans) und NOSODE (Eigen(Auto-)Nosode) zeigt, daß es sich bei diesem therapeutischen Verfahren um ein vielseitig ausgerichtetes Therapiekonzept handelt.

Die altbekannte Eigenblutbehandlung als Reizkörpertherapie wird durch den Zusatz eines antigenverändernden Stoffes immunologisch stark erweitert, und die homöopathische Potenzierung dieses Eigenblutgemisches ergibt die Funktion einer individuellen Nosode im Sinne einer Sammelnosode aus allen aktuellen Noxen bzw. toxischen und pathogenen Stoffen.
Der Begriff KIT (ASAN-KIT)zeigt zudem an, daß diese Therapie für die einfache Selbstherstellung und zum schnellen Einsatz in der täglichen Praxis bestimmt ist.

BEGRIFFSBESTIMMUNG A S A N :

AUTO-SANGUIS: Eigenblut - allg. Reizkörper- Umstimmungs-
therapie

ADSORBAT: bzw. Adjuvans - Induktion einer veränder-
ten Antigen - Antikörper - Antwort

NOSODE: Ausleitungstherapie

Die ASAN- Therapie ist bei allen hyperergisch-allergischen und
immunpathologischen Autoaggressionskrankheiten angezeigt;
z.B:

Heuschnupfen,(allerg. Rhinitis, Pollinose)
Asthma bronchiale
chron. Sinusitis
Urticaria
Umwelt - und Nahrungsmittelallergien
Neurodermitis
Psoriasis
Seborrhöe
Morbus Chron
Colitis ulcerosa
Rheumatischer Formenkreis
Morbus Bechterew
Lupus erythematodes,
u. a. m.

Zum besseren Verständnis drei Fallbeispiele:

1. Neurodermitis:

11jähriges Mädchen, seit 4. Lebensjahr trockene Haut mit typischer äußerer Symptomatik, mit juckenden Ekzemen an den Händen, Unterarmen und zeitweise an den Kniebeugen. Langjährige Intervallbehandlung mit Kortikoiden und Fettcremes.

Laborbefund: rezidivierender Candida albicans - Befall des Intestinaltraktes.

Biologische Therapie: Nach mykologischer Labordiagnostik Darmsanierung/Symbioselenkung mit Orthoflor A und B und der Nystatur - Rezeptur und parallel Ernährungsumstellung.

Da eine Kortikoidbehandlung vorausgegangen war, Ausleitung mit Cortisonum D30 und äußerliche Behandlung mit einer speziellen Neurodermitisrezeptur. Zu Beginn der Behandlung im akuten Schub 2 ml Blutentnahme zur Herstellung eines ASAN - Systems (C 9, C 8, C 7, C 6, C 5). Einnahme beginnend mit einer C 9 3 x 15 Tr. und weiter nach Vorschrift, die Potenzen wurden jeweils aufgebraucht.

Der dermatologische Befund war nach 6 - 8 Wochen deutlich gebessert, der Juckreiz verschwunden. Anfänglich Sedierung mit homöopathischem Komplex-Mittel.

2. Heuschnupfen:

Patientin, 37 J., leidet seit Kindheit an schwerem Heuschnupfen, der zeitweise zu Berufsausfall führte.

De- und Hyposensibilisierung sowie Allergen-Testungen blieben erfolglos. Bisherige Therapie konventionell mit Kortison (stoßweise), Calcium und Antihistaminika. Erfolge nur kurzfristig mit starken Rückfällen.

Biologische Therapie: Im akuten Schub im Frühjahr (März 87) Blutentnahme und ASAN-Herstellung in der Praxis zur sofortigen Einnahme. Begleittherapie mit Heuschupfenmittel (DHU) und Propolis D6. Schnelle Symptomverbesserung im folgenden Monat. Bei erneutem Heuschupfenausbruch im Mai 87 2. ASAN-Herstellung, gemischt mit der C 4 des 1. ASAN-KITs. Die Sommermonate verliefen weitgehend beschwerdefrei. Nach erneuter Verschlechterung im November 3. ASAN-Herstellung (wiederum Mischung mit der C 4 des letzten KITs). 1988 nur ein kurzer Heuschnupfenschub über 7 Tage, schnelle Besserung, seitdem weitgehend beschwerdefrei.

3. Intoxikation + Allergiebreitschaft:

Patient, 28 J., Tankwart, mit chron. Nebenhöhlenbeschwerden (Sinusitis), bekam seit Umstellung auf bleifreies Benzin starke, konstante vasomotorische Kopfschmerzen, besonders der rechten Stirnhälfte, mit zunehmender Kreislaufinstabilität.

Wegen allergischer Grunddisposition ASAN-Therapie kombiniert mit einer AUTO - Mischnosode aus Nasensekret und Benzin (Super - Bleifrei). Seit Einführung des bleifreien Benzins nimmt die Zahl der Patienten mit offensichtlicher Benzolintoxikation auffällig zu. Die Kopfschmerzen verringerten sich nach kurzer Einnahmezeit der Nosode (C 6 bis C 30) und verschwanden nach einem Monat. Die Sinusitis bessert sich langsam, bleibt noch mit zusätzlicher Therapie in Behandlung.

141

POTENZIERTES EIGENBLUT IN DER PRAXIS SELBST HERSTELLEN ?

Sowohl die sehr zeit- und materialaufwendige herkömmliche Herstellung des potenzierten Eigenblutes in der eigenen Praxis als auch die nicht seltene Notwendigkeit der oralen Applikation hat zur Suche nach einem weniger aufwendigen und praktikablerem Herstellungsverfahren geführt. Diese bis dato insgesamt unbefriedigende Situation gab schließlich den Anlaß zur Suche nach der Hilfe zur Selbsthilfe in der Praxis. Die Entwicklung führte letztendlich zu einem Selbstherstellungs-Kit, was Arbeitserleichterung und -beschleunigung durch vorgefertigtes "Handwerksmaterial" bedeutet.

DIE ENTWICKLUNG DES ASAN-Kits

In die Entwicklung dieses Systems zur Potenzierung und Aktivierung von Eigenblut, in Form einer Auto - Sanguis - Adsorbat - Nosode, wurden die langjährigen Erfahrungen in der Herstellung von Auto-Nosoden (aus Geweben, Steinen, Zahnfüllungen, Erregern u.a., auch pathologischen Pilzen etc.) nutzbringend einbezogen. Dieses neue System sollte sich durch eine praktische und schnelle Durchführbarkeit in der Praxis und durch ein günstiges Preis-Leistungs-Verhältnis auszeichnen. Somit sollte der Therapeut nicht lange auf eine etwaige Fremdherstellung warten müssen. Er sollte in der Lage sein, dem Patienten in dringenden Fällen (z.B akute Allergien) die Auto - Nosode unverzüglich mitzugeben. Der ASAN-Kit sollte deshalb immer in der Praxis vorrätig gehalten werden, um auf die spontanen Belange der Patienten unverzüglich reagieren zu können. Bei einer verzögerten Bestellung würde man unter Umständen durch den Postweg wertvolle Zeit verlieren.

Außerdem sollte das mühsame und teure Zusammensuchen der nötigen Gebrauchsmaterialien erspart bleiben. In der Vergangenheit hat sich die Verwendung von Auto-Nosoden als Dilutionen oder Globuli, in verschiedenen C/D - Potenzen (C/D 6, C/D 8, C/D 12, C/D 20, C/D 30) bewährt. Auch diese Erfahrung wurde in die ASAN-Entwicklung miteingebracht.

STANDARDDOSIERUNG:

Der Patient beginnt mit der Einnahme der C 9, es werden 3 x 15 Tropfen empfohlen. Wenn die Flasche C 9 aufgebraucht ist, folgt die Einnahme der C 8 mit einer empfohlenen Dosierung von 2 x 15 Tr. und so weiter.

Die Standarddosierung sieht demnach so aus:

C 9: 3 x 15 Trpf., Flasche aufbrauchen
C 8: 2 x 15 Trpf., Flasche aufbrauchen
C 7: 2 x 10 Trpf., Flasche aufbrauchen
C 6: 2 x 5 Trpf., Flasche aufbrauchen
C 5: 1 x 5 Trpf., Flasche aufbrauchen

Die Einnahme erfolgt jeweils vor dem Essen unverdünnt oder mit etwas Wasser.

Selbstverständlich ist der Umgang mit den Potenzen und der Dosierung variabel. Zusätzlich können Homöopathika hinzugeben werden, was unter anderem dem Patienten das Herumhantieren mit verschiedenen Arzneifläschchen erspart.Die Fläschchen sind jeweils nur zu zwei Drittel gefüllt. Das ermöglicht einerseits das korrekte Potenzieren und schafft gleichzeitig Raum für eine Arzneimittelzugabe nach kompletter Herstellung des Kits. Erwähnt seien die Zugabe von Allergenen wie saisonale Blütenpollen, Umweltallergene, sofern bekannt.

DIE WIRKUNGSWEISE DER ASAN - THERAPIE

Die Wirkungsweise der ASAN - Therapie erfordert das Verständnis von vier miteinander verbundenen Grundfunktionsweisen: Der klassischen Eigenbluttherapie, der Antigenveränderung durch Adjuvantien ("switch" - Effekt der Hyposensibilisierung), der AUTO - NOSODE und der Immunmodulation über M - Zellen (microfolded cells).

DIE EIGENBLUT-THERAPIE

Die konventionelle Eigenblut - Behandlung löst eine Reihe unspezifischer abwehrverbessernder Reaktionen des angeborenen Immunsystems (z.b. Makrophagenaktivierung) aus. Allergene bzw. Antigene und Antigen-Antikörperkomplexe werden bei dieser Methode unverändert zurückgegeben, in der Regel reinjiziert. Ein Einfluß auf das erworbene Immunsystem (wie B- und T-Zellen) mit gewünschter veränderter Immunantwort ist mit Hilfe der klassischen Eigenbluttherapie nicht zu erwarten. Damit ist die konventionelle Eigenblut-Therapie in die Reihe der unspezifischen Reiztherapien einzuordnen, die jedoch keine gezielte Lenkung des Immunsystems erlaubt.

Erst eine Antigenveränderung, z.B. durch Adjuvantien, macht eine solche Lenkung möglich. Dadurch wird diese Methode spezifischer und effizienter.

144

ANTIGENVERÄNDERUNG DURCH ADJUVANTIEN

Durch einen "Hilfsstoff" (Adjuvans oder Adsorbatmittel) kann ein Antigen in seiner Struktur geringfügig verändert oder entfremdet werden. Durch die Adsorption des Antigens an einen Träger wie Aluminiumoxidhydroxidgel - Citratkomplex oder an Wasser-in-Oel-Emulsionen kann die Kontaktmöglichkeit der Antigene mit Oberflächenstrukturen von Lymphozyten (Antigen-präsentierenden Zellen) verbessert werden. Eine Technik, die seit langem in der Herstellung von Adsorbat-Impfstoffen genutzt wird. Dies führt zu einer verbesserten und länger anhaltenden Antikörperantwort als ohne Adjuvans (Abb. 12).

Unter Umständen kann die Antigen - Adjuvans - Kopplung die Abwehrantwort vollkommen verändern. So kann mit diesem einfachen Hilfsmittel z.b. die Toleranz gegenüber vielen eige-

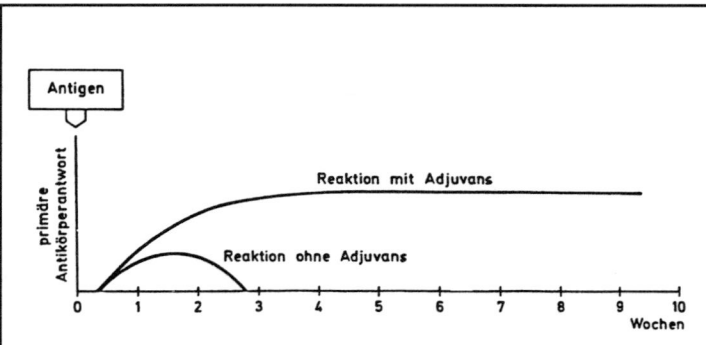

Abb. 12 *Die Wirkung eines Adjuvans (bzw. Adsorbatmittels) auf die Antikörperantwort nach Antigengabe. Mit Adjuvans ist die Reaktion stärker und hält länger an (modif.nach ROITT et al., 1987).*

145

nen (Selbst-) Antigenen durchbrochen werden (ROITT et al., 1987).

Verschiedenste Noxen, die sich im Blut befinden und auf die der Abwehrapparat falsch oder gar nicht reagiert, können durch die Strukturveränderung nunmehr eine Abwehrantwort (Immunglobulinbildung) hervorrufen.

Die Wirkungsweise der Adjuvantien wird heute noch unterschiedlich verstanden und diskutiert.
Dem Adjuvans Aluminiumoxidhydroxidgel - Citratkomplex, der im ASAN - System verwendet wird, wird vor allem die Differenzierung von B-Zellen (= antikörperproduzierende Zellen), einschließlich des Umschaltens auf andere Immunglobulinklassen ("switch") zugeschrieben (bes. vom IgE auf IgG beim Atopiker; Abb. 13).

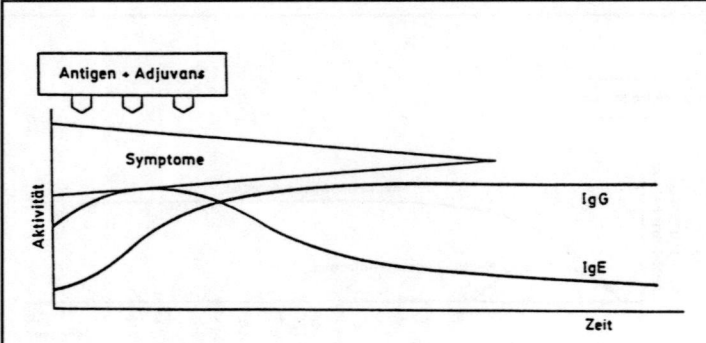

Abb. 13 *Modell des Umschaltens ("switch") von IgE auf IgG nach Allergen- und Adjuvansgabe (ASAN-Therapie).Veränderte Immunaktivität nach Antigen-Strukturveränderung durch Adjuvans und Auto- Nosode (modifiziert nach ROITT et al., 1987).*

Beim Atopiker bzw. Allergiker kommt es zu einer erhöhten Ausschüttung von Mediatorstoffen (z.B. Histamin etc.), bedingt meist durch eine veranlagungsbedingte erhöhte IgE-Produktion, gekoppelt mit einer zu geringen Anzahl an T-Suppressor-Zellen, die dann die Immunantwort ungenügend kontrollieren bzw.bremsen können.

Die Mediatorenfreisetzung aus den Mastzellen der Schleimhäute mit den bekannten Symptomen wie Heuschnupfen, Asthma, atopisches Ekzem etc. erfolgt durch überhöhte Immunglobulin E (IgE) - Antikörpermengen nach wiederholtem Antigen / Allergenkontakt. Durch das Adsorbatmittel können diese Antigene in ihrer Oberfläche so verändert werden, daß nun auch die Produktion anderer Immunglobulinklassen, besonders IgG, durch das "alte Allergen im neuen Mantel" stimuliert wird. Die durch IgE induzierte Mediatorenfreisetzung kann folglich zunächst gedrosselt werden und später auch ganz unterbleiben, wenn bei erneutem Allergenkontakt dieses vermehrt durch IgG gebunden und gleichzeitig die Bindung an IgE verhindert wird. In diesem Zusammenhang wird das IgG auch als blockierender Antikörper bezeichnet.

Die Allergenexposition des Patienten kann sich schnell verändern und Immunglobuline wie das IgE, das durch Komplexbindungen mit Antikörpern selbst zum Allergen werden kann, haben nur eine sehr kurze Lebensdauer im Serum. IgE z.B. hat nur eine Halbwertszeit von 2 1/2 Tagen (ROITT et al., 1987). Da man in der Regel die akute Krankheitssituation (Heuschnupfen, Asthma, Urticaria, Ekzem, Rheumaschub etc.) sofort immunologisch erfassen will, wäre eine Fremdherstellung des potenzierten Eigenblutes in einem Fremdlabor, ein Vorgang der Tage bis Wochen dauern kann, unzweckmäßig! Vielmehr muß der Therapeut unverzüglich nach der Blutentnahme mit einer Eigenherstellung reagieren können, d.h. der ASAN - Kit muß jederzeit zur Anwendung in der Praxis bereitliegen!

Vorteile der ASAN - Therapie gegenüber vielen anderen Eigenblut - oder Serumtherapien:

1. Unabdingbare Voraussetzung einer vernünftigen Immunmodulation mit Eigenblut ist die Verwendung von frischem Vollblut!

2. Die aktuelle Immunitätslage des Patienten kann nur mit einem sofort verfügbaren System erfaßt werden.

3. Die orale Applikation von Nosoden oder Vaccinen ist nach den Kenntnissen der M - Zell - Funktionen und der Bedeutung der Immunglobulin A-Stimulation, insbesondere via M-Zellen (Kap. 6.3, 6.4 u. 6.5) die logische Darreichungsform (Science, 4, 1991, p. 27: "antigen feeding works like a vaccine"). Außerdem ist eine Verwendung von Phenol (!) oder anderen Konservierungsstoffen bei der ASAN - Therapie nicht erforderlich.
Ein Umstand, der in der heutigen Zeit der generellen Intoxikationen gar nicht ernst genug genommen werden kann.

4. Zu guter Letzt sollte eine Eigenbluttherapie einen gewissen finanziellen Rahmen nicht übersteigen.

Weitere Informationen über die ASAN-Therapie (ISF) erhalten Sie beim:
Institut Mentop
Lollfuß 43-45, 24837 Schleswig
Tel: 04621-26284 Fax: 04621-25319

7.10 DIE ORTHOMOLEKULARE THERAPIE. NÄHRSTOFFTHERAPIE MIT VITAMINEN, MINERALIEN, SPURENELEMENTEN, AMINOSÄUREN UND FETTSÄUREN

Auszug aus "Orthomolekulare Medizin - Grundlagen der Nährstofftherapie" SCHÜNKE/KUHLMANN/LAU (1991); Bio-Medoc-Verlag.

DEFINITION, WIRKPRINZIP UND ENTSTEHUNG DER ORTHOMOLEKULAREN MEDIZIN

Ein neues Naturheilverfahren gewinnt immer mehr an Bedeutung: die orthomolekulare Medizin. Das Prinzip dieser Methode ist so beeindruckend einfach und logisch, daß man sich wundert, warum sie bei uns in Europa erst jetzt stärker an Bedeutung gewinnt. In den USA ist sie bereits seit 1978 als offizielles Heilverfahren anerkannt. Der Begriff "orthomolekular" ist griechisch-lateinischer Herkunft und bedeutet soviel wie "richtige Moleküle". Der amerikanische Nobelpreisträger Linus Pauling, der seit vielen Jahren als Vitaminforscher bekannt ist, prägte diesen Ausdruck und definierte ihn 1968 in einem Artikel in der Zeitschrift "Science" folgendermaßen: "Orthomolekulare Medizin ist die Erhaltung guter Gesundheit und die Behandlung von Krankheiten durch Veränderung der Konzentration von Substanzen im menschlichen Körper, die normalerweise im Körper vorhanden und für die Gesundheit erforderlich sind."

Die richtigen Moleküle in der richtigen Menge sind also das Rezept für optimale Gesundheit. Mit diesen Molekülen sind Vitamine, Mineralstoffe, Spurenelemente, Aminosäuren und Fettsäuren gemeint, körpereigene Stoffe also, ohne die die vie-

149

len komplizierten Stoffwechselvorgänge in unserem Organismus nicht ablaufen könnten. Jetzt fragt man sich natürlich, wie man mit diesen Nährstoffen, die ja wesentliche Bestandteile unserer Nahrung darstellen, Krankheiten heilen will. Das Problem ist, daß die Therapien der Schulmedizin so fest etabliert sind, daß man sich gar keine Gedanken darüber macht, ob der Körper bei permanenten Kopfschmerzen wirklich nach dem körperfremden Stoff Acetylsalicylsäure (z.B. Aspirin) verlangt. Was hier geschieht ist eine reine Symptombehandlung, die Ursache wird damit nicht behoben. Die orthomolekulare Medizin, die Dr. Bernhard Rimland (1979) etwas zu drastisch der toxikomolekularen (konventionellen) Medizin gegenüberstellt, legt den Schwerpunkt auf die Heilbehandlung mit Nährstoffen. Für diese Art von Arzneimitteln sind keine grausamen Tierversuche nötig, denn sie haben, da sie körpereigene Substanzen darstellen, so gut wie keine schädlichen Nebenwirkungen. Die Verdienste der Schulmedizin sind unbestritten sehr groß. Bei vielen Infektionskrankheiten zum Beispiel ist der Einsatz von Antibiotika unerläßlich, nicht umsonst ist die Lebenserwartung der Menschen so enorm gestiegen. Warum wird das körpereigene Immunsystem aber mit diesen Infektionen nicht fertig? Orthomolekularmediziner gehen davon aus, daß die Ursachen vieler Krankheiten in Nährstoffmängeln oder -ungleichgewichten zu suchen sind. Diese gilt es zu erkennen und durch Gaben entsprechender Nährstoffsupplemente (Nährstoffsupplemente stellen Arzneiformen dar, welche einen Nährstoff oder bestimmte Nährstoffkombinationen enthalten) zu behandeln bzw. zu heilen. Die Orthomolekularmedizin ist sicher nicht in jedem Fall eine Alternative zur Schulmedizin. Auf jeden Fall kann man sie aber als sinnvolle Ergänzung betrachten.

Die Gründe für ihre Entstehung in den USA und Kanada liegen auf verschiedenen Ebenen. Schon früh erkannten Wissenschaftler, daß die schlechte Lebensmittelqualität in den USA und in anderen sogenannten zivilisierten Ländern sowie in Ländern, in denen schlechte Lebensmittelqualität mit der Zivilisation eingeführt wurde, die Gesundheit schwer schädigt. Massenherstellung von Nahrungsmitteln mit möglichst langer Haltbarkeit ist von der Lebensmitteltechnik auf billigste Art meist am leichtesten zu lösen, wenn große Nährstoffverluste in Kauf genommen und danach bestimmte Stoffe wieder hinzugefügt werden. Dies geschieht in den USA. Heute gehört ein Teil der amerikanischen Bevölkerung zu den qualitativ am schlechtesten ernährten Menschen auf der Erde. Die Folge ist eine rasante Zunahme der Zivilisationskrankheiten, auch bereits in jungen Jahrgängen, deren Behandlung Milliarden verschlingt. Das hat Forschungen nach den Ursachen dieser Krankheiten gefördert, so auch die Entstehung der Nährstoffwissenschaft: An gesunden, gut ernährten Versuchstieren haben Biochemiker künstlich Nährstoffmängel erzeugt und die dadurch entstehenden Krankheitsbilder durch Zugabe der entsprechenden Nährstoffe wieder geheilt. Diese Ergebnisse wurden laufend in Fachzeitschriften veröffentlicht, aber zunächst wenig beachtet. Erst als Ärzte diese Versuche an Menschen durchführten und Erfolge erzielten, wurde das Interesse zunehmend größer. Diesbezügliche Literatur geht bis in die 30er Jahre zurück. In den 40er Jahren war die Referenzliteratur schon sehr zahlreich, und danach nahm sie laufend zu.

1975 gründete Linus Pauling mit einer Gruppe orthomolekular interessierter Ärzte in San Diego die "California Orthomolecular Medical Society". Bei der Konferenz der "International Academy of Preventive Medicine "in Kansas City, Missouri, wurde schließlich ein Gesetz unterzeichnet, wonach die Krankenversicherungen neben Schulmedizin auch Orthomolekularmedizinbehandlungen vergüten müssen. Damit waren die Methoden offiziell anerkannt.

Informationsmöglichkeiten bieten z.B.:

Orthim-Pharma GmbH
Lollfuß 43 - 45, 2380 Schleswig
Tel: O4621-26901 Fax: 04621-25319

Journal für Orthomolekulare Medizin
Ralf Reglin Verlag
Gustaf-Radbruch-Straße 13
50996 Köln

VITAMINE

Vitamine sind für den Stoffwechsel von Mensch und Tier unentbehrliche (essentielle) organische Verbindungen, die vom Organismus nicht oder nur in ungenügendem Maße synthetisiert werden können. Deshalb müssen sie regelmäßig mit der Nahrung oder in Form von Zusätzen aufgenommen werden. In unseren Lebensmitteln sind sie in sehr unterschiedlicher Menge enthalten, und zwar als Vitamine selbst oder als Vorstufe, sogenannte Provitamine, die im Körper in die entsprechenden Vitamine umgewandelt werden. Das bekannteste Beispiel ist das ß-Carotin, das auch als Provitamin A bezeichnet wird. Vitamin D3 dagegen kann in der Haut unter Einwirkung der UV-Strahlen des Sonnenlichts aus dem Provitamin Dehydrocholesterin, einem Stoffwechselzwischenprodukt, synthetisiert werden.

Vitamine spielen weder als Energielieferanten noch als Baumaterial für Körpersubstanzen eine Rolle, sondern erfüllen im Organismus vor allem katalytische oder steuernde Funktionen.

Die Einteilung der Vitamine erfolgt aufgrund ihrer unterschiedlichen Lösungseigenschaften:

Fettlösliche Vitamine sind Retinol (Vitamin A), Calciferol (Vitamin D), Tocopherol (Vitamin E) und Phyllochinon (Vitamin K).

Wasserlösliche Vitamine sind Ascorbinsäure (Vitamin C), Thiamin (Vitamin B1), Riboflavin (Vitamin B2), Niacin (Vitamin B3), Pantothensäure (Vitamin B5), Pyridoxin (Vitamin B6), Folsäure (Vitamin B9), Cobalamin (Vitamin B12), Biotin (Vitamin H, dem B-Komplex zugerechnet) und Pangamsäure (Vitamin B15).

Als vitaminähnliche Wirkstoffe werden Inositol, Cholin und Para-Aminobenzoesäure (PABA) bezeichnet, die in den USA ebenfalls dem B-Komplex zugerechnet werden, sowie Carnitin (Trimethylamino-ß-hydroxybuttersäure, Vitamin T).

Wasserlösliche Vitamine können im Körper so gut wie gar nicht gespeichert werden. Sie zirkulieren im Blut, sofern sie nicht zu Reaktionen in den Körperzellen gebraucht werden.

Fettlösliche Vitamine sind vorwiegend in fettreichen Nahrungsmitteln enthalten. Sie werden nur bei intakter Fettverdauung und Fettresorption in ausreichender Menge aufgenommen und können im Körper in der Leber und im Fettgewebe gespeichert werden. Aufgrund dieser Eigenschaften wurden die fettlöslichen Vitamine lange mit Vorsicht genossen, weil man Angst vor Schäden durch Überdosierungen hatte. Tatsächlich sind solche Schäden durch Vitamin E gar nicht bekannt, das Vitamin D ist nur als Vitamin D2 toxisch, das allerdings lange als Supplement verschrieben wurde. Es fördert nicht nur die Mineralisation des Knochengewebes, es entstehen auch gefährliche Calciumablagerungen in lebenswichtigen Organen (z.B. Nephrocalcinose), die in schweren Fällen zum Tode führen können. Das im menschlichen Körper und in den Nahrungsmitteln vorkommende D-Vitamin ist in der Hauptsache das Vitamin D3 (Cholecalciferol) bzw. seine Vorstufe, das 7-Dehydrocholesterin. In der Leber und in der Niere wird das Vitamin dann hydrolysiert zu 1,25 Dihydroxycholecalciferol, der wirkungsstärksten Form von Vitamin D.

Heute ist in Nährstoffsupplementen und Vitaminpräparaten ausschließlich das Vitamin D3 enthalten, das als nichttoxisch bezeichnet werden kann. Bei Vitamin A kündigen sich Überdosierungen durch Kopfschmerzen an, das Provitamin ß-Carotin ist dagegen nichttoxisch, darum wird für hohe Dosierungen meistens das Provitamin verwendet.

Chemisch gehören die Vitamine zu verschiedenen Stoffgruppen und werden durch ihre Wirkung definiert. Nach ihren Funktionen lassen sie sich zwei große Gruppen unterteilen: Die B-Vitamine und Vitamin K katalysieren als Bestandteile von Coenzymen den Metabolismus der Kohlenhydrate, Fette und Proteine. Sie sind damit für jede lebende Zelle unentbehrlich, weil sie in grundlegende Vorgänge des intermediären Stoffwechsels eingreifen. Die Vitamine A, D, E und C hingegen sind erst auf einer höheren Differenzierungsstufe nachweisbar, wo die Erhaltung spezifischer Organfunktionen notwendig ist. Diese Vitamine sind hochspezialisierte Wirkstoffe, die an bestimmte Zell- und Organsysteme gekoppelt sind. Sie sind, außer Vitamin A, nicht Bestandteile von Coenzymen. Die Abhängigkeit von diesen Vitaminen findet sich in der Phylogenese erst im Bereich der höheren Wirbellosen, Vitamin D wird sogar nur von Wirbeltieren benötigt.

Vier bekannte schwere Krankheitsbilder sind vitaminmangelbedingt: Skorbut (Mangel an Vitamin C), Beriberi (Mangel an Vitamin B1), Pellagra (Mangel an Vitamin B3) und Rachitis (Mangel an Vitamin D).

Die "Recommanded Dietary Allowances" (RDA), die wünschenswerten täglichen Dosen der einzelnen Vitamine (festgelegt vom "Food and Nutrition Board" der "National Academy of Sciences" in den USA, 1980) sind Durchschnittswerte, bei deren Aufnahme spezifische Mangelkrankheiten für die entsprechenden Vitamine verhindert werden sollen, die individuellen Unterschiede im Vitaminbedarf (biochemische Individualität) sind dabei nicht berücksichtigt. In der Bundesrepublik Deutschland gibt die Deutsche Gesellschaft für Ernährung "Empfehlungen für die Nährstoffzufuhr" heraus. Für jedes Vitamin sind bestimmte RDA Mengen festgelegt, nach denen in der Regel die Multivitaminpräparate zusammengesetzt sind. Wie die Untersuchungsergebnisse von Hoffer und Osmond (1960) zeigen - sie behandelten bislang unbehandelbare schizophrene Patienten mit Niacin (Vitamin B3) in Megadosen, also sehr großen Mengen -, eignen sich dieselben Vitamine zur Behandlung ganz anderer Krankheiten, wenn sie in Megadosen verabreicht werden. Die Anwendung hoher Dosen von Vitaminen, die sogenannte Megavitamintherapie, ist ein wichtiges Verfahren in der orthomolekularen Medizin, zum Beispiel lassen sich viele Krankheiten mit hohen Vitamin C-Dosen behandeln oder vermeiden (4-12 g / Tag statt 75 mg RDA, in extremen Krankheitsfällen bis 200 g). Die Primaten (Menschen, Menschenaffen), Meerschweinchen, Elefanten und einige Vogelarten sind übrigens die einzigen Wirbeltiere, die Vitamin C nicht selbst produzieren können. Vitamin C (Ascorbinsäure) ist an zahlreichen wichtigen biochemischen Reaktionen beteiligt, sie ist zum Beispiel an der Antikörperbildung beteiligt und u.a. Bestandteil der Leukozyten. Da Ascorbinsäure auch an der Kollagensynthese beteiligt ist, beschleunigt es die Wundheilung und wird gebraucht um die Gewebe elastisch zu erhalten. Nicht nur Erkältungen lassen sich mit hohen Vitamin C-Dosen erfolgreich behandeln (oder sogar verhindern), sondern auch schwere Virusinfektionen, wie Grippe, Masern, Hepatitis, Herpes simplex und Gürtelrose.

Vitamin C wirkt, ebenso wie die Vitamine A (ß-Carotin) und E, das Spurenelement Selen und bestimmte schwefelhaltige Aminosäuren, als Antioxidans, als sogenannter "Radikalfänger".

Freie Radikale sind instabile, extrem reaktive Teilchen, die im Körper einerseits bei normalen biochemischen Reaktionen entstehen, deren Bildung aber andererseits durch energiereiche Strahlung, durch Schadstoffe in Luft und Nahrung verstärkt wird. Sie oxidieren beinahe jedes Molekül, das ihnen begegnet.

Als oxidierender Übeltäter kommt vor allem Sauerstoff in Frage. Normalerweise fängt er in den Zellen die Elektronen auf, die bei der Zellatmung als Energiespender dienen. So beladen, bildet er zusammen mit Wasserstoffionen Wasser. Jedoch kommt es auch vor, daß der Sauerstoff mit den Elektronen entwischt, bevor er zu Wasser verwandelt werden kann. Dabei entsteht aus ihm ein aggressives Radikal mit den erwähnten Eigenschaften. Es kann Kettenreaktionen auslösen, bei denen Zellmembranen ihre lebenswichtigen Eigenschaften einbüßen: Erythrozyten werden brüchig und die Endothelzellen der Blutgefäße geschädigt, was die Arteriosklerose begünstigt. Auch Nukleinsäuren, die das genetische Programm kodieren, gehen zu Bruch, und Proteine, die biochemische Prozesse steuern, verlieren ihre katalytische Fähigkeit. Als mögliche Konsequenz droht hier Krebs, ausgelöst durch ein verfälschtes Zellteilungsprogramm oder einen fehlgeleiteten Stoffwechsel. Auch das Altern könnte eine Folge des oxidativen Stresses sein. Die Vitamine C, E und ß-Carotin fangen die freien Radikale ab und unterstützen so körpereigene antioxidative Enzyme, die auf zellulärer Ebene arbeiten (Glutathion-Peroxidase, Superoxid-Dismutase, Katalase). Insgesamt wird die körpereigene Abwehr auf diese Weise gestärkt. Aufgrund der bereits angesprochenen Mangelernährung und aufgrund der in der heutigen Zeit erhöhten Schadstoffzufuhr ist es ratsam, die körpereigenen Radikalfänger durch hochdosierte Einnahme der Vitamine C, E, und ß-Carotin zu unterstützen.

Außer zur Prophylaxe eignen sich die Vitamine E und ß-Carotin, ebenso wie das Vitamin C, zur Behandlung unterschiedlicher Krankheiten. Die Palette der Anwendungsmöglichkeiten des "Augenvitamins" A, bzw. des ß-Carotins, ist sehr vielfältig, zum

Beispiel bei einigen Krebsarten (1 Mio. I.E. = internationale Einheiten, die RDA liegt bei 5.ooo I.E), bei Akne (30.000 - 100.000 I.E., unter Umständen in Kombination mit Zink), bei Magen-Darm-Erkrankungen usw..

Vitamin E wird unter anderem bei der Behandlung von Schwermetallintoxikationen und primären Bindegewebserkrankungen eingesetzt. Bei der Dupuytrenschen Kontraktur (Atrophie des Bindegewebes an der Handinnenfläche) zum Beispiel kann so manche Operation auf diese Weise vermieden werden (Steinberg 1951). Topische Anwendung ist angezeigt zur Vermeidung unregelmäßiger Narben oder Keloidbildung nach Verbrennungen, Verletzungen und chirurgischen Eingriffen.

Mit B-Vitaminen in Megadosen, entweder einzeln oder als B-Komplex, behandelt der Orthomolekularmediziner spezifische Stoffwechselstörungen, denn als Bestandteile von Coenzymen katalysieren die B-Vitamine wichtige biochemische Reaktionen im intermediären Stoffwechsel. Nach A. Davis ("Let's eat right to keep fit", 1971) sollen im allgemeinen die Vitamine des B-Komplexes in dem Verhältnis zueinander eingenommen werden, wie sie im Körper vorhanden sind. Das sollte bei der Megadosentherapie unter Umständen berücksichtigt werden.

MINERALSTOFFE UND SPURENELEMENTE

Die meisten Vitamine sind schon länger erforscht, während mit der genaueren Untersuchung der Mineralstoffe und besonders der Spurenelemente erst in den letzten Jahren begonnen wurde. Es sind chemische Elemente, die für lebenswichtige Stoffwechselvorgänge im Organismus unentbehrlich sind und daher ständig zugeführt werden müssen, die aber nicht metabolisiert werden. Der Unterschied zwischen Mineralstoffen und Spurenelementen besteht im mengenmäßigen Vorkommen im Körper.

Als Spurenelemente bezeichnet man die Mineralien, deren erforderliche Zufuhr unter 100 mg/Tag liegt. Alle Spurenelemente zusammen (Chrom, Eisen, Fluor, Germanium, Jod, Kobalt, Kupfer, Mangan, Molybdän, Nickel, Selen, Silizium, Vanadium, Zink und Zinn, die Bedeutung einiger anderer, wie z.b. Aluminium, Arsen, Barium, Gold, Rubidium, die im Blut ebenfalls nachweisbar sind, ist noch gar nicht erforscht) wiegen im Körper zusammen nur 8-9 g. Die Mineralstoffe, Calcium, Magnesium, Phosphor, Natrium, Kalium, Chlor und Schwefel, werden auch Mengenelemente genannt, wobei Calcium mit ca. 1.5 kg (99 % im Skelett und 1 % in den Körperflüssigkeiten und Geweben) den größten Anteil hat. Im Organismus haben sie keine einheitliche biologische Funktion. Sie dienen dem Aufbau, der Erhaltung und der ständigen Erneuerung von Knochen und Zähnen, sind u.a. an der Aktivierung von Enzymen beteiligt und sie sind verantwortlich für die Erregungsleitung im Nervensystem, für die Muskelfunktion, für eine konstante ionale Zusammensetzung der Körperflüssigkeiten und für die Regulation des Wasserhaushaltes. Sie sorgen als Elektrolyte für die Aufrechterhaltung eines konstanten osmotischen Druckes und des pH-Wertes im Blut und den übrigen Körperflüssigkeiten.

Eisen, das von den Spurenelementen mengenmäßig mit 45 g den größten Anteil im Körper hat, ist in erster Linie Bestandteil von Hämo- und Myoglobin. Jod ist beim Aufbau des Schilddrüsenhormons, Fluor bei der Remineralisierung der Zahnoberfläche beteiligt. Die anderen Spurenelemente sind in erster Linie Bestandteile wichtiger Enzyme.

Unsere Versorgung mit Mineralien und Spurenelementen ist abhängig von deren Gehalt im Boden, da sie von dort über die Nahrungskette in unseren Körper gelangen. Durch die Überdüngung der Äcker werden allerdings die schwerer löslichen Elemente aus dem Boden ausgewaschen, da die Mineralien des Kunstdüngers die Bodenfeuchtigkeit an sich binden. Diese Verarmung der Äcker ist unter anderem ein Grund für unsere orthomolekulare Unterernährung. Ein weiterer Grund ist die ungleiche Verteilung der Mineralstoffe und Spurenelemente auf der Erde. Dies gilt besonders für die Spurenelemente, deren Wirksamkeit vielfach erst in den letzten Jahren bekannt geworden ist. Die Bundesrepublik gehört zum Beispiel zu den Regionen, die besonders selenarm sind, ähnliches gilt für Teile Chinas und der UdSSR. Das dort endemisch auftretende "Kashin-Beck-Syndrom", die spezielle Form einer degenerativen Gelenkerkrankung, die bereits Kinder und Jugendliche befällt, und die Keshan-Krankheit, eine Kardiomyopathie (Erkrankung des Herzmuskels), sind wahrscheinlich auf Selenmangel zurückzuführen.

Paracelsus Satz: "Es ist die Dosis, die das Gift ausmacht" gilt für viele Spurenelemente, so auch für Selen. Es ist eines der giftigsten Elemente auf der Erde. In einigen Regionen der USA starben ganze Herden von Weidevieh, weil sie Gras von Böden gefressen hatten, die zuviel Selen enthielten. Erst in den 50er Jahren wurde langsam klar, daß Selen in winzigen Dosen eine ungeheure Bedeutung für unsere Gesundheit hat. So ist es erwiesen, daß es der Krebsprophylaxe dient, weil es die körperliche Abwehr stärkt, indem es am Aufbau der Glutathion-Peroxidase, einem wichtigen "Radikalfänger"Enzym in den Erythrozyten, beteiligt ist. Bei der Synthese anderer Enzyme vom Typ der Radikalfänger sind übrigens auch Spurenelemente beteiligt: Superoxid-Dismutase enthält Kupfer, Zink und Mangan, das Enzym Katalase enthält Eisen und Kupfer.

Auch Zink ist ein Spurenelement von enormer orthomolekularer Bedeutung. Es ist Kofaktor für mindestens 12 Enzyme. Durch die Ausmahlung des Getreides zu weißem Mehl gehen bis 78 % Zink verloren (Kobalt 89 %, Mangan 86 %, Magnesium 85 %, Kalium 77 %, Phosphor 71 %, Eisen 76 %, Kupfer 68 %, Calcium 60 %, Molybdän 48 %, Chrom 40 %). Durch Zinksupplementierung werden Fehlgeburten und Mißbildungen vermindert, toxische Metalle besser eliminiert, wird die Wundheilung beschleunigt und das Immunsystem gestärkt, um nur einige Punkte zu nennen. In Kombination mit den Vitaminen A und E und Selen oder nur in Kombination mit Vitamin A ist es ein wirksames Mittel gegen Akne. Zinksalbe wurde bei Hauterkrankungen schon von unseren Großmüttern erfolgreich eingesetzt. Die Zinkresorption wird allerdings von einigen Mineralien und Spurenelementen behindert. Daher sollten Zinksupplemente separat eingenommen werden.

Ein interessantes "neues" Spurenelement ist Germanium, das bislang nur in der Elektronik eine Bedeutung gehabt hat. Der Japaner Dr. Asai, weckte in den 50er Jahren mit seiner Entdeckung, daß Germanium in fast allen Nahrungsmitteln, in vielen Heilpflanzen und Heilwässern enthalten ist, das Interesse alternativer Krebstherapeuten, als bekannt wurde, daß auch ein bei der Therapie verwendeter Pilz (Trametes cinnabarina) besonders hohe Germaniumkonzentrationen aufweist. In vielen europäischen Kliniken wird seitdem Germanium bei der Krebsbehandlung und zur Verhinderung von Metastasen eingesetzt. Es stimuliert die körpereigene Interferonbildung und aktiviert das Immunsystem. Es bindet Wasserstoffionen im Blut und sorgt durch die Erniedrigung des ph-Wertes dafür, daß das Hämoglobin den Sauerstoff im Gewebe leichter abgibt. Germanium ist in der Lage Schwermetalle wie Cadmium und Quecksilber schneller aus dem Körper zu eliminieren und es besitzt einen natürlichen schmerzstillenden Effekt.

AMINOSÄUREN

Die Aminosäuren sind die Bausteine der Proteine, die am Aufbau aller Gewebe und unentbehrlicher Wirkstoffe (z.B. Enzyme, Hormone) beteiligt sind. Die Unterschiede zwischen den vielen tausend Proteinen liegen darin, daß sie aus verschiedenen Kombinationen der Aminosäuren, 22 an der Zahl, zusam-

mengesetzt sind. Wir nehmen die Aminosäuren in Form von
Nahrungsproteinen zu uns, die im Magen-Darm-Trakt in
Aminosäuren zerlegt werden, die ihrerseits in den Zellen zu
körpereigenen Proteinen synthetisiert werden. Der ständige
Wechsel von Anabolismus und Katabolismus erfordert eine re-
gelmäßige Zufuhr von Proteinen. 14 der 22 Aminosäuren kann
der Körper selbst aus anderen Aminosäuren, Fetten und Zucker
aufbauen, 8 von ihnen sind essentiell, sie müssen mit der Nahrung aufgenommen werden. Um relativ sicher zu sein, daß mit
der Nahrung alle essentiellen Aminosäuren aufgenommen werden, wird pro kg Körpergewicht 1/2 g reines Protein benötigt.
Die 8 essentiellen Aminosäuren sind Leucin, Isoleucin, Lysin,
Methionin, Phenylalanin, Threonin, Tryptophan und Valin. Sie
gewinnen als Heilmittel immer größere Bedeutung. Methionin
gilt als natürliches Antihistaminikum, Lysin wirkt bei Herpes-
Virusinfektionen, Phenylalanin wirkt als natürliches Schmerz-
mittel, indem es den Abbau von Endorphinen vermindert, um
nur jeweils eine Indikation zu nennen. Die meisten essentiellen
Aminosäuren verfügen über ein mehr oder weniger großes
Wirkspektrum.

Neben den essentiellen sind auch viele nichtessentielle Aminosäuren von orthomolekularer Bedeutung, so wirkt zum Beispiel
Cystein bei Veränderungen von Haut, Haaren und Nägeln,
Glutamin hat sich bei der Therapie von Alkoholismus bewährt
und Taurin, das beim Abbau von Cystein entsteht, wirkt u.a. bei
hohem Blutdruck und bei Herzrhythmusstörungen*.

---

* nähere Informationen über die Heilwirkung der Aminosäuren in: "The
healing nutrients within" von E.R. BRAVERMAN.

FETTSÄUREN

Das Fett, das wir zu uns nehmen, wird ebenfalls im Darm in seine Bestandteile zerlegt, in Glycerin und Fettsäuren. Im Blut werden die Fettsäuren wieder mit dem Glycerin verbunden und zu den Bestimmungsorten transportiert. Fettsäuren sind wichtige Energielieferanten und wesentliche Bestandteile von zellulären Membranen.

Es gibt zwei Fettsäuren, die der Körper nicht selbst herstellen kann. Diese essentiellen Fettsäuren heißen Linolsäure (18:2) und Alpha-Linolensäure (18:3) und sind zwei mehrfach ungesättigte Fettsäuren mit je 18 C-Atomen und zwei bzw. drei Doppelbindungen. Diese beiden Verbindungen stellen die Ausgangsfettsäuren für zwei große Fettsäurefamilien dar: die Omega-6 und die Omega-3-Fettsäuren, die sich nicht nur durch die Position der Doppelbindung unterscheiden, sondern die in unserem Stoffwechsel vollkommen unterschiedlich metabolisiert werden.

Die Omega-6-Fettsäuren sind überwiegend in pflanzlichen Ölen enthalten. Aus der Linolsäure (18:2) wird im Körper über die Gamma-Linolensäure (18:3) durch das Enzym Desaturase sowie durch Kettenverlängerung die Arachidonsäure (20:4) synthetisiert, die unter anderem bei der Prostaglandinsynthese beteiligt ist. Prostaglandine sind beispielsweise die initialen Substanzen, um im Körper eine Entzündungsreaktion zu starten, d.h. die körperliche Abwehr zu aktivieren.

Die Omega-3-Fettsäuren sind überwiegend in Kaltwasserfischen enthalten (z.B. Lachs, Makrele, Hering). Obwohl unser Körper die beiden hochungesättigten Fettsäuren, die Docosahexaensäure (22:6) und die Eicosapentaensäure (20:5) aus der gemeinsamen Vorstufe Alpha-Linolensäure (18:3) herstellen kann, werden jedoch in Konkurrenz zu den Omega-6-Fettsäuren Omega-3-Säuren kaum desaturiert. Daher ist es notwendig, die bereits desaturierten Endglieder aufzunehmen. Die in Kaltwasserfischen in hohen Konzentrationen enthaltene Eicosapentaensäure (20:5), wird als Supplement bereits schon länger im Handel angeboten.

Die Omega-3-Fettsäuren erhöhen die Flexibilität der Zellmembranen und vermindern die Blutviskosität. Die Folgen sind eine bessere Sauerstoffversorgung der Gewebe und eine Verminderung der Thrombosegefahr (Verminderung des Herzinfarktrisikos).

DER EINFLUSS DER ERNÄHRUNG AUF DAS IMMUNSYSTEM

Ein reibungsloses Funktionieren der vielfältigen Stoffwechselvorgänge im Organismus ist in erster Linie abhängig von der ausgewogenen Zufuhr energieliefernder (Aminosäuren, Fettsäuren) und nichtenergieliefernder (Vitamine, Mineralstoffe, Spurenelemente) essentieller Nährstoffe, wobei die mangelnde Zufuhr der einzelnen Bestandteile bekanntlich zu spezifischen Mangelerkrankungen führt. Einige essentielle Nährstoffe haben jedoch zusätzlich die Funktion, den Organismus vor der Einwirkung schädigender Einflüsse aus der Umwelt abzuschirmen. In diesem Zusammenhang wurde der Wirkmechanismus der antioxidativen Vitamine A bzw. ß-Carotin, E und C sowie der Spurenelemente Zink, Mangan, Eisen, Kupfer und besonders Selen als Bestandteile der körpereigenen antioxidativen Metalloenzyme bereits unter "Vitamine" bzw. "Mineralstoffe und Spurenelemente" beschrieben. Die Zellmembranen werden vor dem Angriff freier Radikale geschützt. Dieser Zellschutz steigert die körpereigene Abwehr, denn die Integrität der Körperzellen ist für den ungestörten Ablauf der Reaktionen im intermediären Stoffwechsel unerläßlich.

Auch die Funktion der eigentlichen körperlichen Abwehr, des Immunsystems, das den Organismus vor dem Eindringen z.B. von Bakterien und Viren schützt, ist von der Anwesenheit essentieller Nährstoffe abhängig. Man unterscheidet hierbei ein in seinen Mechanismen relativ einfaches unspezifisches Abwehrsystem und ein hochentwickeltes spezifisches Abwehrsystem. Unspezifisches und spezifisches Immunsystem werden jeweils von Zellen (zellvermittelte Immunität) als auch von löslichen Molekülen (humorale Immunität) getragen.

Die zellulären Elemente des unspezifischen Abwehrsystems bilden vor allem die neutrophilen und eosinophilen Granulozyten sowie die Monozyten und die Gewebsmakrophagen, die eingedrungene Krankheitserreger (Fremdkörper) durch Phagozytose und intrazellulären enzymatischen Abbau unschädlich machen.

Das spezifische Abwehrsystem, das eigentliche Immunsystem, wirkt im Gegensatz zum unspezifischen Abwehrsystem auf sehr differenzierte Weise. Es versetzt den Organismus in die Lage, körpereigene von körperfremden Substanzen (Antigene) zu unterscheiden und gegen diese spezifische Abwehrstoffe (Antikörper bzw. Immunglobuline) und Abwehrzellen (B- und T-Lymphozyten) zu bilden. In den Körper eingedrungene Antigene und vom Körper gebildete Antikörper reagieren miteinander in Form einer Antigen-Antikörper-Reaktion. Diese Reaktion ist spezifisch, da jedes Antigen die Bildung eines ihm eigenen Antikörpers erzeugt, der lange Zeit, mitunter jahrzehntelang, im Körper wieder gebildet werden kann. Er verleiht dem Organismus Immunität gegen das betreffende Antigen.

Die Zellen des spezifischen Abwehrsystems sind immunologisch kompetente B- und T-Lymphozyten, die im Knochenmark gebildet werden und sich anschließend in den lymphatischen Organen (z.B. Lymphknoten, Milz, Thymus) ansiedeln. Während die B-Lymphozyten nach neueren Vorstellungen bereits unter dem differenzierenden Einfluß des Knochenmarkes ("B" wie bone marrow) geprägt werden, erlangen die T-Lymphozyten ihre Immunkompetenz im Verlauf ihrer Wanderung durch den Thymus, darum T-Lymphozyten.

B- und T-Lymphozyten tragen an ihrer Zelloberfläche Rezeptorproteine, mit denen sie Antigene hochspezifisch erkennen und binden können. Sie unterscheiden sich jedoch in ihrer Immunantwort. Während die B-Lymphozyten Vorläufer der Zellen sind, die Antikörper (Immunglobuline M, A, G, D und E) bilden und sezernieren, wirken die T-Lymphozyten innerhalb der zellulären Immunantwort in Form von Regulatorzellen (Helfer- und Suppressorzellen) oder als zytotoxische Zellen, die fremde Zellen (z.B Transplantatzellen), Tumorzellen oder virusinfizierte Zellen in direktem Kontakt zerstören.

Vitamin C wirkt z.b. auf Antikörperproduktion und Lymphozytenfunktion. Vitamin B6 beeinflußt sowohl die zellvermittelte als auch die humorale Immunität und Pantothensäure die Antikörperproduktion. Folsäure und Vitamin B12 sind an der Transformation von T- und B-Lymphozyten beteiligt. Vitamin A und ß-Carotin spielen eine Rolle bei der Funktion sowohl der Makrophagen als auch der Lymphozyten. Vitamin E und Selen stimulieren die Antikörperproduktion. Eisen scheint einen Einfluß auf die Proliferationsrate der Lymphozyten auszuüben und Zink besitzt eine Wirkung auf die Aktivität der Makrophagen. Einige Wechselbeziehungen zwischen Nährstoffen und Immunsystem stützen sich allerdings zunächst auf Ergebnisse aus Tierversuchen.

Auch die ausreichende Zufuhr essentieller Aminosäuren ist zur Aufrechterhaltung der humoralen und zellulären Abwehr notwendig, da die Regulation der immunologischen Funktion letztlich von der Verfügbarkeit freier Aminosäuren für die Proteinbiosynthese abhängt.

DAS PROBLEM DER MODERNEN ERNÄHRUNG
DAS PROBLEM DER PILZASSOZIIERTEN KRANKHEITEN

Unsere Vorfahren waren vorwiegend Jäger und Sammler, wahrscheinlich vorwiegend Sammler, wenn man davon ausgeht, daß sich das Jagen, in Ermangelung effektiver Waffen, ungleich schwieriger gestaltete. Noch zu Cäsars Zeiten ernährte man sich auf diese natürliche und ausgewogene Art und Weise: viel pflanzliche Kost, wenig Fleisch. Der Stoffwechsel hatte sich schließlich in einem langen, mehr als 1 Mio. Jahre dauernden phylogenetischen Prozeß auf diese Art der Ernährung eingestellt. Erst mit der industriellen Revolution begann das Ernährungsdesaster: Raffinierter Zucker und weißes Mehl konnten nun industriell und billig hergestellt werden. Sie wurden Symbole für gutes Leben und Wohlstand, denn vorher waren sie, aufgrund der hohen Preise, den Reichen vorbehalten. Kein Tier würde sich freiwillig so viele leere Kalorien zuführen, wie wir es seitdem tun. Unser Organismus kann sich in einem entwicklungsgeschichtlich so kurzen Zeitraum auf derartig veränderte Ernährungsgewohnheiten noch gar nicht eingestellt haben, denn Veränderungen der Erbsubstanz vollziehen sich in winzigen Schritten in Jahrtausenden. Der Stoffwechsel wird sich auch kaum auf die Zufuhr großer Mengen von Leerkalorien einstellen können, denn durch sie wird die Aufnahme der für die Erhaltung der Körperfunktionen wichtigen hochwertigen Nährstoffe Vitamine, Mineralstoffe, Spurenelemente, Amino- und Fettsäuren zwangsläufig reduziert.

Durch die Ausmahlung des Getreides werden Keime und Schalen und mit ihnen fast alle B-Vitamine, Vitamin E, viele Mineralstoffe und Spurenelemente (Kobalt, Mangan, Magnesium, Zink, Kalium, Phosphor, Eisen, Kupfer, Calcium, Molybdän und Chrom), wichtige Amino- und Fettsäuren entfernt. Was übrigbleibt ist reine Stärke, ein Energiespender zwar, aber ohne ernährungsphysiologischen Wert.

Mit dem Zucker verhält es sich noch etwas anders, denn auf große Zuckermengen ist unser Stoffwechsel nicht eingestellt. Die Hauptkohlenhydratquelle ist Stärke, die aufgrund ihrer Molekülstruktur (Polysaccharide) nur langsam abgebaut wird. Zukker (Saccharose) hingegen wird viel schneller abgebaut, weil die Moleküle wesentlich kleiner sind (Disaccharide). Wir konsumieren also zuviel Saccharose, die zu schnell, in Form von Glucose und Fructose, im Blut verfügbar ist. Als Folge davon produziert die Bauchspeicheldrüse viel zuviel Insulin auf einmal, um den Blutzuckerspiegel zu senken und auf diese Weise die Umwandlung von Zucker in Fett bzw. in Glycogen einzuleiten. Im Blut aber herrscht akuter Zuckermangel, der Abgeschlagenheit und Gereiztheit zur Folge hat. Kurzfristige Abhilfe schafft in dem Falle erneute Zuckerzufuhr, langfristig erreicht man damit jedoch einen Zustand permanenter Hypoglykämie, ein Krankheitsbild mit chronischem Blutunterzucker. Orthomolekular läßt sich dieser Status fürs Erste mit gezielten Gaben bestimmter Mineralien und Spurenelemente sowie Vitaminen, besonders des B-Komplexes, behandeln, die beim Zuckerstoffwechsel eine wichtige Rolle spielen und an denen es uns, aufgrund unserer Mangelernährung, sowieso fehlt. Langfristig sollte man natürlich an eine sinnvolle Umstellung der Ernährung denken.

Ein weiteres Problem im Zuckerstoffwechsel bringt eine andere Eigenart des Saccharosemoleküls: Das Disaccharid Saccharose ist aus 2 Monosacchariden zusammengesetzt, aus Glucose und Fructose. Die ursprüngliche Kohlenhydratquelle ist aber Stärke, und die besteht aus Glucosemolekülen. Wir können zwar geringe Mengen Fructose verwerten, denn Saccharose ist ja auch Bestandteil von Früchten und Honig, aber durch die großen Zuckermengen, die heute aufgenommen werden, hat sich der Fructoseanteil um das ca. 10fache erhöht. Man nimmt an, daß hier der Schlüssel zu vielen Krankheiten liegt (Linus Pauling's Vitaminprogramm, Bertelsmann). So hat der Japaner Yudkin in seinem Buch "Sweet and Dangerous" (1972) die Ergebnisse langjähriger Untersuchungen zusammengefaßt, die sich unter anderem mit dem Zusammenhang zwischen Zuckerkonsum und koronarer Herzerkrankung befassen. Danach ist nicht der reichliche Verzehr tierischen Fettes für einen hohen Cholesterinspiegel verantwortlich, sondern der übermäßige Saccharosegenuß. Es ist eine Tatsache, die immer noch nicht zur Kenntnis genommen wird, denn sie widerspricht immer noch der öffentlichen Meinung.

Diese Art von Ernährung, zusammen mit dem steigenden Konsum minderwertigen, massenhaft produzierten Fleisches von zwangsläufig kranken Tieren und die ständig wachsende Schadstoffbelastung sind wesentliche Gründe für die ständige Zunahme chronischer Erkrankungen. Pathogene Hefepilze wie Candida albicans sind die wesentlichen Nutznießer dieser Fehlernährung. Sie nutzen Schwächesituationen in unserm Ökosystem bzw. Immunorgan Darm konsequent aus und schwächen gezielt unser ganzes Abwehrsystem. Zusammen mit anderen Faktoren, wie z.B. der Mißbrauch immunschwächender Medikamente (Tab. 2), führt dies unweigerlich in einen verhängnisvollen Pilzteufelskreis (Abb. 1) bzw. zum Syndrom der pilzassoziierten Krankheiten (P A K - Syndrom). Auf diese Weise ist die Entstehungsgeschichte vieler sogenannter "Zivilisationskrankheiten" mit den unterschiedlichsten Gesichtern (Kap. 1.4) zu verstehen. Einen erfolgreichen Ausweg aus dieser Situation bietet die beschriebene ganzheitliche Betrachtungsweise mit den entsprechenden Therapiemethoden, die die Abwehrfunktionen, die Entgiftungsleistungen und die Versorgung des ganzen Menschen mit wichtigsten Nährstoffen in das Denken und Handeln miteinbeziehen.

Literatur

ANDRE, C., F. ANDRE (1976): L'immunite' intestinale, Lyon Med. 236-18, 585-592

ACHTEN, G, J. WANET-ROUARD (1981): Les Onchomycoses. Cilag N.V.

AUGER, P., S. POIRIER, J. JOLY, M.E. MORISSET (1988): Biotyping of Candida albicans in recurrent vaginitis. O-23, X. Congress of the Int.Soc.Hum and Anm. Mykology, Barcelona 1988

BADER, G. (1965): Die visceralen Mykosen; VEB Gustav Fischer Verlag, Jena

BADER, G. (1972): Zentralblatt allg. Pathologie; 116,380-389

BADER, G. (1972): Beiträge Pathologie; 147,111-118

BEGEMANN, H., V. SPLANEMANN (1989): Häufigkeit des Hefebefalls in den Geburtswegen von Patientinnen der Frauenklinik Henriettenstiftung Hannover. Vortrag 23.MYK, Hamburg 1989

BEHN, G. (1989): Pilze in Kunststoffen der Zahnheilkunde. Pilzdialog,4,68

BLANK, F. O. CHIN, G. JUST, D. R. MARANZE, M. B. SHIMKIN + R. WIEDER (1968): Cancer Research,28,2276- 2281

BLASCKE-HELLMESSEN, R.: (1968): Epidemiologische Untersuchungen zum Vorkommen von Hefepilzen bei Kindern und deren Müttern. Mykosen. 11,611-6

BLECHSCHMIDT, J.; W. MEINHOF (1989): Candida- Mykosen in der Praxis; Diesbach Verlag, Berlin

BRAVERMAN, E.R. (1987): The Healing Nutrients Within. Keats Publ. Inc. Nex Canaan, Conn.

CONSTANTINI, A.V. (1988): A new concept of the etiology of gout-atherosclerosis hyperuricemia-hyperlipidemia and other idiopathic deseases. Univ. of California, San Francisco

CROOK, W.G.(1986): The yeast connection. First Vintage Books Edition, Tennessee

DAVIS, A. (1971): Let's eat right to keep fit. G. Allen and Unwin, London

DUBOIS, R., R.W.SCHAEDLER (1964): The digestive tract as an ecosystem. Am.J.med.Sci., 248, 267- 271

FAIX, R.G. et al.(1989); Pediatrics, 83, 101-107

FRONZEK, TH.; SPLANEMANN, V. (1986): Pilze auf Zahnbürsten; Pilzdialog, 3, 51

GEMEINHARDT; H. (1976): Endomykosen des Menschen, VEB Fischer Verlag, Jena

HAUSS, R. (1986): Naturheilkonzept bei Magen-Darm-Erkrankungen; Biol.Med.,5,241-246

HAUSS, R. (1987): Über die Pathogenität von Candida albicans für den Menschen und deren therapeutische Konsequenz (1). Biol. Med. 6, 601-606

HAUSS, R. (1988): Über die Pathogenität von C.albicans für den Menschen und deren therapeutische Konsequenz. Biol. Med.,1,32-38

HAUSS, R. (1989): Die menschliche Darmflora bei Gesundheit und Krankheit. Heilpraxis Magazin, 9, 4-11

HAUSS, R. (1990):Intestinalmykose,Provokationsfaktor bei der Nahrungsmittelallergie. Heilpraxis Magazin, 11, 32-34

HEBER, W., H. HAUSS (1983): Mykologische Techniken in der ärztlichen Praxis. Schwarzeck-Verlag, München

HESS, W. (1989): AIDS: Die verlorene Immunabwehr-Schlacht. Natürlich, 5, 4-11

HOFFER, A., H. OSMOND (1960): The chemical basis of clinical Psychiatry. Charles C. Thomas, Springfield, Ill.

IWATA, K. (1976): A review of the literature on drunken symptoms due to yeasts in the gastrointestinal tract, in IWATA, K. (Ed.): Yeast and Yeast-Like Microorganisms in Medical Science. University of Tokyo Press, Tokyo

IWATA, K. (1977): Recent advances in Medical and Veterinary Mykology, University of Tokyo Press

IWATA, K.,Y. Yamamoto (1977): Glycoprotein toxins produced by Candida albicans. Proceedings of the fourth Internat. Conf. on the Mykoses, 1977, PAHO Scientific Publ., 356

LAU, W. (1991): Die ASAN-Therapie. BIO-MEDOC-Verlag, Lürschau

LAUFFS, P. (1983): Candida - Prophylaxe, Hygiene, Sexual- und Badehygiene. Cesra-Säule, 27, 25-29

LEHNERT, H. (1986): Moderne Ernährung - Hauptursache rezidivierender Genitalmykosen. Biol. Med., 4, 190-192

MALE, O. (1981): Medizinische Mykologie in der Praxis. Thieme-Verlag, Stuttgart

MEINHOF, W. (1974): Die Salzsäuretoleranz von Candida albicans. Mykosen, 17, 339-347

MENDLING, W. (1990): Für die Intimpflege sind Waschlappen nicht geeignet. N.Ärztl.Zeitg.,32,4

MENZEL, I. (1989): Intestinaler Candidabefall als Provokationsfaktor für Neurodermitis. In: MÜLLER, J., R. OTTENJANN, J. SEIFERT. Ökosystem Darm, Bd.1, 125-131; Springer-Verlag

MÜLLER, J. (1986): Vortrag 20. Tgg. d. Deutschspr. Mykol. Ges. in Freiburg 1986

MÜLLER, J. (1987): Endomykosen im Raum Freiburg. Mykosen, 30,(Suppl.2), 9-28

Literatur

MÜLLER, J., R. OTTENJANN, J. SEIFERT; (1989): Ökosystem Darm, Springer-Verlag

MÜTING, D. (1990): in N.Ärztl.Zeitg.,203

ODDS, F.C. (1979): Candida and Candidosis. Baltimore, University Park Press

PAULING, L. (1986):Linus Paulings Vitaminprogramm. Verlag C. Bertelsmann

PAUMGARTNER, G. (1989): Lebererkrankungen haben zugenommen. N.Ärztl.Zeitg.,168,7

PISCHINGER, A.; (1989): Das System der Grundregulation. Haug-Verlag, Heidelberg

QUADRIPUR, S.-A. (1986): Therapieresistente Mundcandidose als Vorläufer von AIDS. Pilzdialog, 2, 25-26

RAUCH, E. (1987): Die Darmreinigung nach Dr.med. F.X.Mayr. Haug-Verlag, Heidelberg

RECKEWEG, H.H. (1974): Biol.Med., Sonderdruck 2. Aufl. Aurelia-Verlag, Baden-Baden

REISS, J. (1986): Schimmelpilze. Springer-Verlag

RIETH, H. (1979): Hefe-Mykosen: Erreger, Diagnostik, Therapie; Urban & Schwarzenberg, München

RIETH, H. (1979): Mykosen und Antimykotika I. Pharmazie unserer Zeit, 8. Jahrg., 6, 161-178

RIETH, H. (1984): Pilzdiagnostik-Mykosetherapie, Sammelband I-IV, Melsungen, notabene medici, notamed Verlag

RIETH, H. (1985): Anti-Pilz-Diät gegen pathogene Hefen im Intestinaltrakt. Pilzdialog, 3, 47-48

RIETH, H. (1986): Mycelhefen im Darm - ein Risiko für Kranke! Pilzdialog, 2, 33-34

RIETH, H. (1986): Pilzprobleme auf Intensivstationen; Pilzdialog,3, 45-46

RIETH, H. (1988): Pathogenität der Hefepilze in Abhängigkeit von der klinischen Situation. Pilzdialog, 2, 30

RIETH, H. (1989): Pilzbekämpfung im Verdauungstrakt. Pilzdialog, 3, 48

RIETH, H. (1990): Entstehung und Bekämpfung der Pilzerkrankungen an den Füßen. Apotheker Journal, 4, 56-61

RIMLAND, B. (1979): National Medizine vs. Toxic Medicine. Let's Live, März, 127-128

ROITT, I. M., J. BROSTOFF, D. K. MALE (1987): Kurzes Lehrbuch der Immunologie. Thieme-Verlag, Stuttgart

SCHAEDLER, R. W., R. DUBOIS, M. CASTELLO (1969): The development in the bacterial flora in the gastrointestinal tract of mice. J.exp.Med. 122, 59

SCHLEICHER, P. (1988): Immuninsuffizienz im Kindesalter. Therapeutikon,5,280-290

SCHLEICHER, P., K-H. SCHMIDT (1989): Grundzüge der Immundiagnostik und -therapie. Hippokrates, Stuttgart

SCHÜNKE, G., D. KUHLMANN, W. LAU (1991): Orthomolekulare Medizin - Grundlagen der Nährstofftherapie. BIO-MEDOC-Verlag, Lürschau

SEIFERT, J., W. SASS (1989): Immunologische Beeinflussung der Resorption von Makromolekülen aus dem Magen-Darm-Trakt. In: MÜLLER, J., R. OTTENJANN, J. SEIFERT: Ökosystem Darm, Springer-Verlag

STEINBERG, CH. (1951): American Association Archives of Surgery. No. 63, 824-833

STICKEL, H. et al. (1975): Versuche zur Beeinflussung infektiös-allergischer Prozesse durch orale Antigen-Zufuhr. Fortschr. Med. 98, 343-346

Literatur

STICKEL, H. A.(1986): Die Immunität des Darmes. In: A.WEIZEL: Durchfallerkrankungen, Perimed- Fachbuch, Erlangen

TESMER, K. (1989): Karies und Candida. Pilzdialog,3,52

TRITTEL, C. (1990): Persorption von Hefezellen über die Peyerschen Plaques des Dünndarms - Intravitalmikroskopische Untersuchungen an Ratten. Inauguraldissertation, Universität Kiel

TRUSS, C. O. (1983): The missing diagnosis. University Birmingham, Alabama 35226

WALKER, W. A., K. J. IESSELBACHER (1977): N. Engl. J. Med. 297,767.

WEGEMANN, T.: (1986) Medizinische Mykologie - ein praktischer Leitfaden; Editiones Roche, Basel

WEISSENBACHER, E.R. (1989): Mykosen in der Gynäkologie und Geburtshilfe. Urban & Schwarzenberg-Verlag

WEIZEL, A. (1986): Durchfallerkrankungen-Klinik, Diagnostik, Therapie; Perimed Fachbuchverlag, Erlangen

WETZEL, W. E., A. SZIEGOLEIT (1989): Candidabesiedlung in der Mundhöhle. Pilzdialog,4,67

YUDKIN, J. (1972): Sweet and dangerous. Peter H. Wyden, New York

Index

A

Index

Index

Index

Index

Index

Index

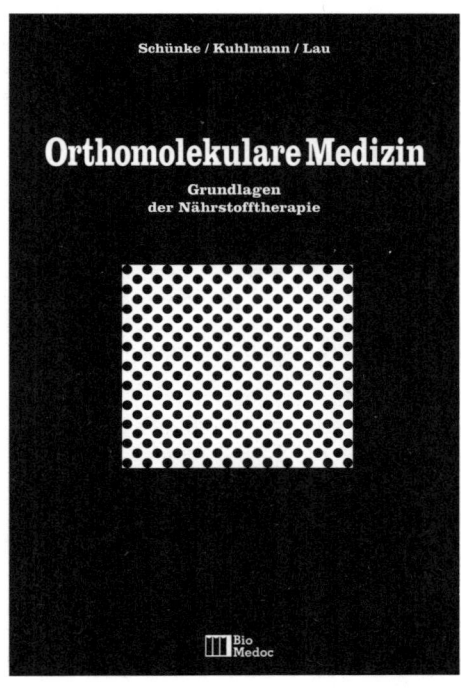

Schünke / Kuhlmann / Lau

Orthomolekulare Medizin

Grundlagen
der Nährstofftherapie

Bio
Medoc

Ortho-
molekulare
Medizin

**von Gabriele Schünke
Dirk Kuhlmann
und Werner Lau**

1991, ca. 172 Seiten
ISBN 3-928486-02-0

Ein neues Naturheilverfahren gewinnt immer mehr an Bedeutung: die **orthomolekulare Medizin**. Der zweifache amerikanische Nobelpreisträger Linus Pauling, der seit vielen Jahren als Vitaminforscher bekannt ist und 1973 das »Linus Pauling Institute of Science und Medicine« in Palo Alto, Kalifornien, begründete, prägte diesen Ausdruck und definierte ihn 1968 in einem Artikel in der renomierten Wissenschaftszeitung »Science« folgendermaßen: »Orthomolekulare Medizin ist die Erhaltung guter Gesundheit und die Behandlung von Krankheiten durch Veränderung der Konzentration von Substanzen im menschlichen Körper, die normalerweise im Körper vorhanden und für die Gesundheit erforderlich sind.«

Das Prinzip der Orthomolekularen Medizin, das in den USA bereits seit über 10 Jahren als offizielles Heilverfahren anerkannt ist, ist beeindruckend einfach und revolutionär: **Die richtigen Moleküle in der richtigen Menge als Rezept für eine optimale Gesundheit.** Mit diesen Molekülen sind Vitamine, Mineralstoffe, Spurenelemente, Aminosäuren und Fettsäuren gemeint, körpereigene Stoffe also, ohne die die vielen komplizierten Stoffwechselvorgänge in unserem Organismus nicht ablaufen können.

Orthomolekularmediziner gehen davon aus, daß die Ursachen vieler Krankheiten in Nährstoffmängeln oder -ungleichgewichten zu suchen sind. Diese gilt es zu erkennen und durch Gaben entsprechender Nährstoffsupplemente (Nährstoffsupplemente stellen Arzneiformen dar, welche einen Nährstoff oder bestimmte Nährstoffkombinationen enthalten) zu behandeln bzw. zu heilen.

Die Autoren, ein Team aus Physiologin, Mikrobiologe und Pharmazeut, vermitteln in kompakter Weise die Grundlagen der orthomolekularen Medizin:

– Diplom-Biologin Gabriele Schünke, über viele Jahre auf dem Gebiet der Zellphysiologie tätig, ist eine der besten Kennerinnen der orthomolekularen Medizin.

– Diplom-Biologe Dr. rer. nat. Dirk Kuhlmann ist durch seine therapeutische Erfahrung und die Veröffentlichung einer Anzahl von wissenschaftlichen Arbeiten und Vorträgen auf dem Gebiet der Mikrobiologischen Therapie und der Darmökologie bekannt.

– Apotheker Werner Lau ist ein Pionier im Fachbereich Ernährungsheilkunde und Immunologie und befaßt sich mit der Entwicklung und Anwendung orthomolekularer Produkte.

Dieses Autorenteam informiert sachlich und in anschaulicher Weise über die biochemischen Grundlagen der Nährstofftherapie und stellt am Beispiel ausgewählter Erkrankungen die Möglichkeiten ihrer Heilbehandlung oder Prophylaxe dar.

Das vorliegende Buch wendet sich an den naturheilkundlich orientierten Praktiker, aber auch an den medizinisch Interessierten (für biologische Heilmethoden).

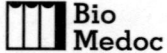
Bio Medoc

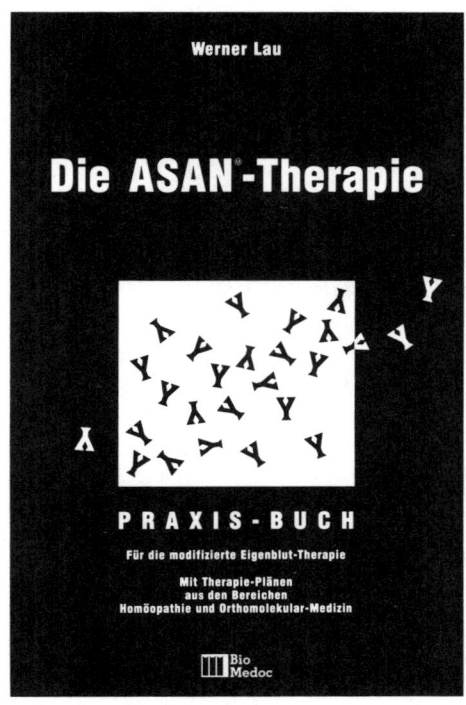

Die ASAN-Therapie

von Werner Lau

1991, ca. 300 Seiten
ISBN 3-928486-00-4

Das Buch »Die ASAN-Therapie« ist ein überaus nützliches **Handbuch für die tägliche Praxis.** Der Ratgeber enthält umfangreiche Einführungen in die Therapie mit oralen **Autonosoden** (ASAN), parenteralen Autonosoden (BERA-Ampullen) und in die **klassische Homöopathie** und **Orthomolekularimmunologie.**

Ein umfassender Therapieteil mit über 70 Indikationen gibt Anregungen für Ganzheitstherapiekonzepte. »Die ASAN-Therapie« zeigt einen Weg aus dem immunologischen Dilemma unserer Zeit. Den meisten Erkrankungen, die in der täglichen Praxis aktuell sind, liegen immunologische Defekte zugrunde.

Dieses Buch ist der Leitfaden für ein erfolgreiches **Immuntraining mit modifiziertem Eigenblut.** Neben Hinweisen und Dosierungsschemata für Autonosoden in der oralen und parenteralen Applikation, wird das Therapiekonzept abgerundet durch Vorschläge für die **homöopathische Individualrezeptur** oder die Anwendung homöopathischer Fertigpräparate. Ergänzt wird die Information durch Empfehlungen für eine begleitende Behandlung mit orthomolekularer Medizin.

Immuntraining mit modifizertem Eigenblut
(*»Antigen feeding works like a vaccine.«*
SCIENCE, vol. 252, p. 27, 1991) z. B. bei:

- **Allergien** (wie Asthma, Heuschnupfen, Nahrungsmittelallergien)
- **Neurodermitis**
- **Akne**
- **Immunschwächen**
- **Psoriasis**
- **Rheumatischer Formenkreis**

Das Buch »Die ASAN-Therapie« hat alle Vorzüge, die ein guter Ratgeber für die Praxis haben sollte. Es ist umfassend, gut verständlich, übersichtlich und enthält alle für eine schnelle Entscheidung notwendigen Ratschläge. Deshalb sollte dieses Buch in keiner Praxis fehlen.

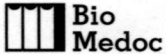
Bio Medoc